中医智慧之源流

王渝生　主编

中国大百科全书出版社

图书在版编目（CIP）数据

中医智慧之源流 / 王渝生主编 . -- 北京 ： 中国大
百科全书出版社，2025. 1. -- ISBN 978-7-5202-1770-5

Ⅰ．R2-49

中国国家版本馆 CIP 数据核字第 2025DZ3771 号

出 版 人：刘祚臣
责任编辑：张恒丽
责任校对：程忆涵
责任印制：李宝丰
出　　版：中国大百科全书出版社
地　　址：北京市西城区阜成门北大街 17 号
网　　址：http://www.ecph.com.cn
电　　话：010-88390718
图文制作：北京杰瑞腾达科技发展有限公司
印　　刷：唐山富达印务有限公司
字　　数：100 千字
印　　张：8
开　　本：710 毫米 ×1000 毫米　　1/16
版　　次：2025 年 1 月第 1 版
印　　次：2025 年 1 月第 1 次印刷
书　　号：978-7-5202-1770-5
定　　价：48. 00 元

编委会

千金翼方

灸法

不得食灸心俞百壯

嘔逆不得下食灸胃脘百壯

嘔逆不得下食一寸七壯

又明下灸乳下一寸七壯

吐逆不得下食灸胸俞百壯

又灸巨闕五十壯

第三章 左图右史 邺架巍巍

比宇宙星河更无垠的，

是人们的**好奇心**·和**探索欲**。

第一章

博大精深　传统医学

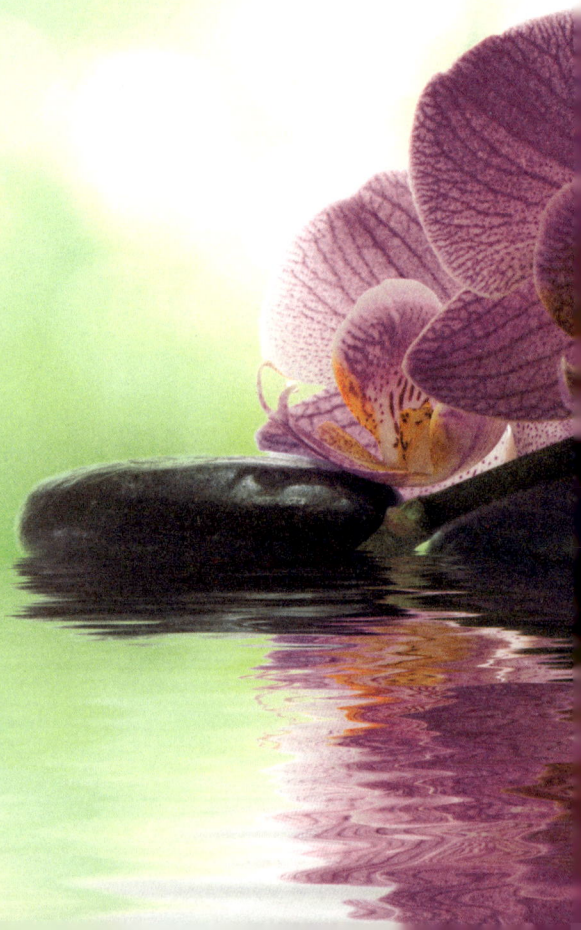

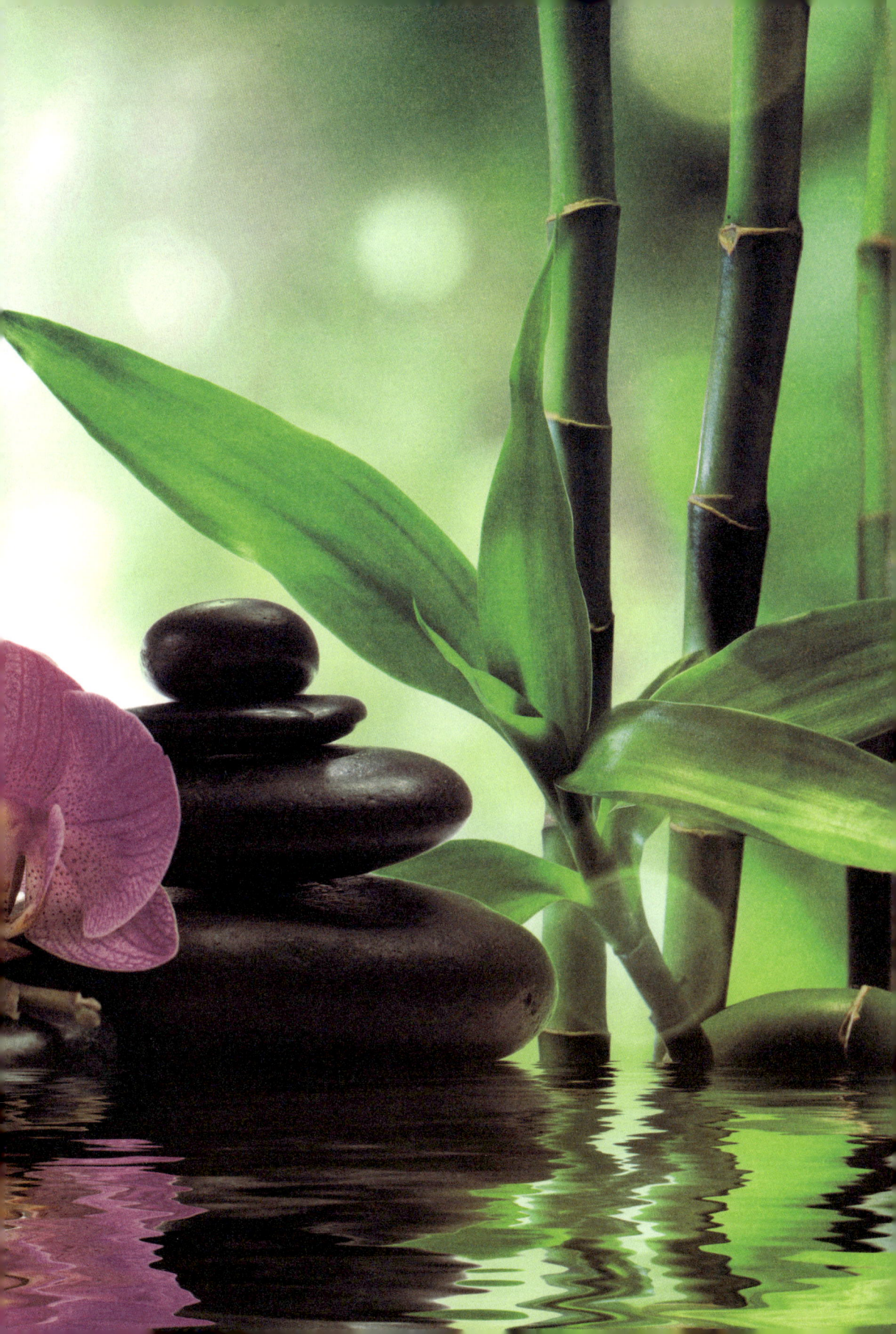

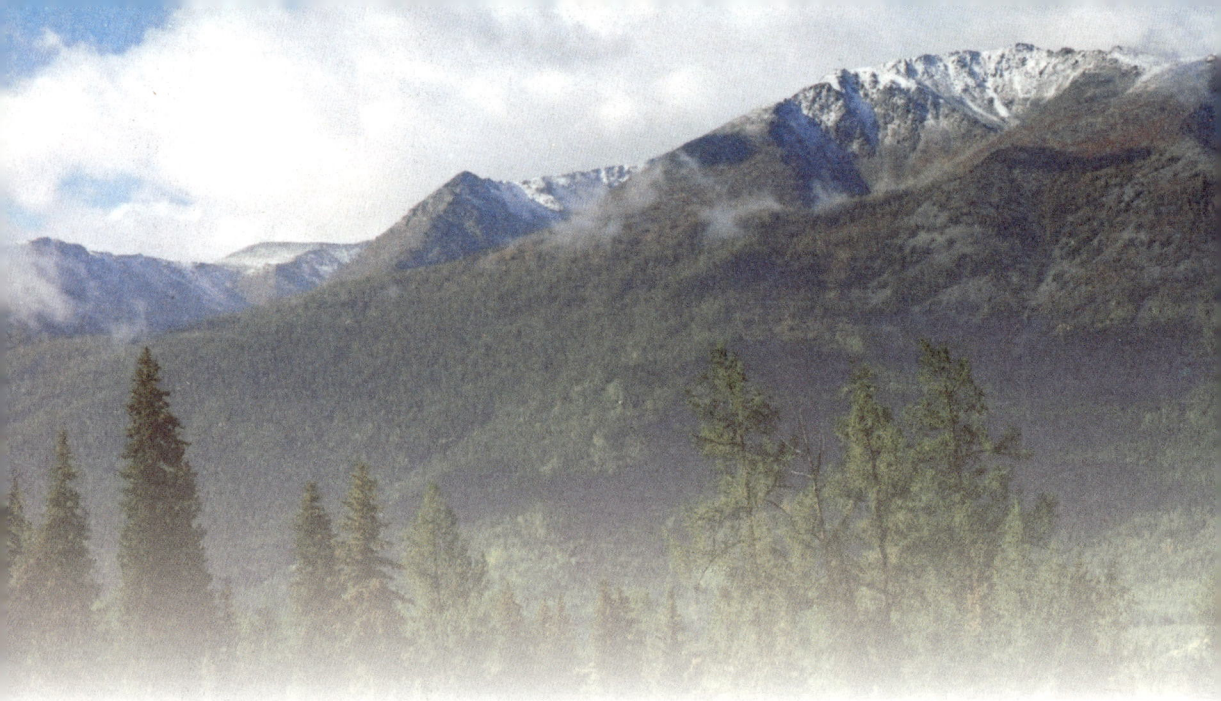

起源与发展

中国是一个地域广阔、历史悠久的国家。早在原始社会，医疗活动就随先民的生存需要而产生。由于人们生活的地理环境不同，采取的生产方式也不同，因此引发出多种形式的医疗活动。

《黄帝内经》（以下简称《内经》）中的《素问·异法方宜论》写道："砭石从东方来，毒药从西方来，灸焫从北方来，九针从南方来，导引按跷从中央出。"说明古代流传下来的医疗方法是中国各族人民的经验汇集。在中国，远在百万年前已有人类生存，他们在生产和生活中，须同疾病和伤痛进行斗争，从而产生了医疗救助实践。火的使用，使人类得以熟食，驱寒保暖，同时有一定的防湿作用，也使灸治以及其他借助温热作用的治疗得以施行。在新石器时代，中国先民们就用砭石作为治疗工具。现存古书《山海经》中有"高氏之山，其下多箴石"的记载，箴石就是砭石。1963年在内蒙古多伦头道洼新石器时代遗址出土了中国第一枚新石器时代的砭石，之后又在各地出土了多枚砭石以及用于医疗的骨针、竹针，还有铜器和铁器时代的铜针、铁针、金针、银针，说明针灸技术发展到现在使用钢针已经历了漫长的历史时期。《淮南子·修务训》中写道："神农氏尝百草，一日而遇七十毒。"《史记补·三皇本纪》有"神农尝百草，始有医药"的记载。说明药物的发现，是与原始人的植物采集及其农业生产密切相关的。在新石器时代仰韶文化时期，人们过着以农业为主的定居生活，酿酒就开始了，龙山文化时期已有专门的酒器，在殷商文化中则发现更多的酒器。酒的一大用途就是治病。《汉书》以酒为"百药之长"。上述事实都表明，中医源自先民生存和生产劳动的需要，在中华文明的悠久历史中生产、生活的需要决定和孕育了中医学的发生与发展。

中医学在漫长的发展过程中，历代都有不同的创造，涌现了许多著名医家，出现了许多名著和重要学派。

3000多年前的殷商甲骨文中，已经有关于医疗卫生以及10多种疾病的记载。周代，医学已经分科，《周礼·天官》

把医学分为疾医、疡医、食医、兽医四科；已经使用望、闻、问、切等客观的诊病方法和药物、针灸、手术等治疗方法；王室已建立了一整套医务人员分级和医事考核制度。

春秋战国时期，涌现出许多著名医家，如医和、医缓、长桑君、扁鹊、文挚等。《内经》等经典著作面世，是中医学理论的第一次总结。

秦汉时代，已经使用木制涂漆的人体模型展示人体经络，这是世界最早的医学模型。临床医学方面，东汉张仲景在他所著的《伤寒杂病论》（简称《伤寒论》）一书中，专门论述了外感热病以及其他多种杂病的辨证施治方法，为后世的临床医学发展奠定了基础。外科学也具

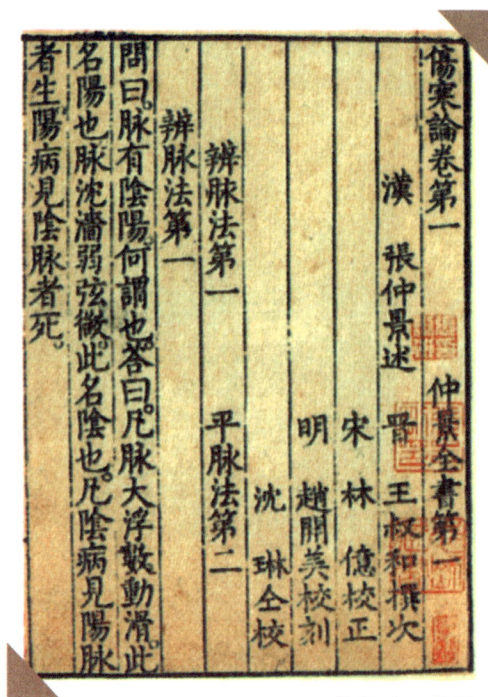

《伤寒论》书影

有较高水平。据《三国志》记载，东汉末年名医华佗已经开始使用全身麻醉剂，酒服"麻沸散"进行各种外科手术，其中胃肠吻合术是华佗所擅长的。据《史记·扁鹊仓公列传》记载，西汉初的名医淳于意（又称仓公）曾创造性地将所诊

患者的姓名、里籍、职业、病状、诊断及方药一一记载，谓之"诊籍"，是现知最早的临床病案，其中包括治疗失败的记录和死亡病例。

从魏晋南北朝到隋唐五代，脉诊取得了突出成就，晋代名医王叔和在前代著作《内经》《难经》"独取寸口"诊法的基础上，进一步总结，使之规范化，并归纳了二十四种脉象，提出脉、证、治并重的理论。这一时期医学各科和专科化已渐趋成熟。针灸专著有西晋皇甫谧的《针灸甲乙经》，方书的代表著作有晋葛洪的《肘后备急方》，制药方面有南北朝（一说唐代）雷敩的《雷公炮炙论》，外科有南北朝龚庆宣的《刘涓子鬼遗方》，病因病理专著有隋代巢元方的《诸病源候论》，儿科专著有隋唐之间的《颅囟经》，唐代苏敬等著的《新修本草》是世界上第一部药典，唐代还有孟诜的食疗专著《食疗本草》、蔺道人的伤科专著《理伤续断秘方》、昝殷的产科专著《经效产宝》等。此外，唐代还有孙思邈的《千金要方》和王焘的《外台秘要》等大型综合性医书。从晋代开始，已经出现由国家主管的医学教育，南北朝的刘宋时代曾有政府设立的医科学校。隋代正式设立太医署，这是世界上最早的国立医学教育机构。

宋金元时期，随着经济文化的发展以及国家对医学和医学教育的重视，宋政府创设校正医书局，集中了当时的一批著名医家，对历代重要医籍进行收集、整理、考证、校勘，出版了一批重要医籍，促进了医学的发展。宋代除有皇家的御药院外，还设立官办药局、太医局、卖药所与和剂局等，推广以成药为主的"局方"。由太医局负责医学教育，各府、州、县设立相应的医科学校；太医局初设九科，后扩为十二科。在针灸教学法方面也有了重大改革，北宋时王惟一于天圣四年（1026）著《铜人腧穴针灸图经》，次年又主持设计制造等身大针灸铜人两具，在针灸教学时供学生实习操作，对后世针灸的发展影响很大。

唐朝曾把一些寺庙辟作疠人坊，对麻风病人进行隔离治疗，这相当于现代的传染病院。宋代已经有各种类型的医院、疗养院，有专供宫廷中患者疗养的保寿粹和馆，供四方宾旅患者疗养的养济院，收容治疗贫困患者的安济坊等。明代中叶的隆庆二年（1568）之前，北京已经有医学家创立的世界上最早的学术团体"一体堂宅仁医会"。该会由新安医学家徐春圃创立，有明确的会款、会规，除开展学术交流外还曾组织编撰百卷的《古今医统大全》。中医学最早的学术期刊《吴医汇讲》于清乾隆五十七年（1792）创刊，由江苏温病学家唐大烈主编。该刊发行近 10 年，每年一卷，有理论、专题、验方、考据、书评等栏目。这些学术团体和期刊的出现促进了中医的学术交流，表明中医这门学科在古代已形成较为完备的体系。

创新与继承

在中医学的创新和继承中，学派蜂起，竞相争鸣，贯穿于理论发展的历史长河中。

先秦时期，中医学按主旨和发生曾有"三世医学"，即先后有用针、用药和重切脉的《黄帝针经》《神农本草》和《素女脉诀》三个派别。汉代，针灸和切脉合而为一家，称为医经学派，重用药物和方剂者发展为经方学派。《汉书·艺文志》记载当时有医经七家、经方十一家。医经学派后来仅存《黄帝内经》(简称《内经》)一书，后世围绕此书的诠释发挥形成重视理论的一派。经方学派旨在对经验方的整理和运用，在魏晋隋唐乃至宋代以后，各朝代都有大量的方书传世。

对《伤寒论》的研究，自宋代起涌现出一大批致力于伤寒学术研究的医学家，他们传承发挥而成为伤寒学派。金元时期的一些医学家们，敢于突破经典的定论，围绕个人的专长阐发理论，并自立门户，其中著名的有"金元四大家"，刘河间创主火论，张子和重攻邪，李东垣重补脾，朱丹溪倡滋阴。

金元四大家等因地域和师承又可分为两大派。刘河间及其继承者张从正、朱丹溪等人，因刘河间系河北河间人，故其学派后世称为河间学派。李东垣师从河北易水人张元素，又有张元素门人王好古、李东垣弟子罗天益等人，皆重视脏腑用药和补益脾胃，这一派人因其发源地而被称为易水学派。

明至清代，温病的研究达到了成熟阶段，其中一批影响较大的医学家，如著《温热论》的叶天士、著《温病条辨》的吴鞠通、著《温热经纬》的王孟英等，被称为温病学派。

从明代开始，在西方医学传入中国以后，中国传统医学和传入的西方医学，在相互碰撞、交流、融合中，产生了中西医汇通学派，涌现出一批著名医学家，如唐容川、恽铁樵、张锡纯、张山雷等人。他们主张"中西医汇通"和"衷中参西"等，该派兴办学校，创办医学刊物，传播中西医学思想，曾领风骚数十年，并成为当代中西医结合的先行者。

历史上各中医学派，总是在继承基础上不断创新而发展起来的，各学派此伏彼起，连绵不断，各派中又有不同的支派。例如，对于《伤寒论》原创问题的研究方面，有错简重订派和维护旧论派；河间学派在新安江流域又演为新安学派；易水学派中有由"温补四家"的薛己、赵养葵、李中梓、张景岳等人组成的温补学派；温病学派中又有吴又可、戴天章、余师愚等人的瘟疫派，叶天士、吴鞠通的温热派和薛雪、王孟英的湿热派等。

各学派间经常争鸣，如伤寒与温病学说之争，河间与易水学派之争，丹溪之学与"局方"之争等，促进了学术的进展和学派发展，由学派发展为新学科，新学科奠定以后又不断勃发出新的学派。如此学派和学科的相互演进，形成了中医学体系继往开来的发展过程。

主要内容

中医学包括基础理论、临床诊治、预防养生三大部分，这三部分构成了中医学完整的理论体系。

基础理论

中医学的基础理论是对人体生命活动和疾病变化规律的

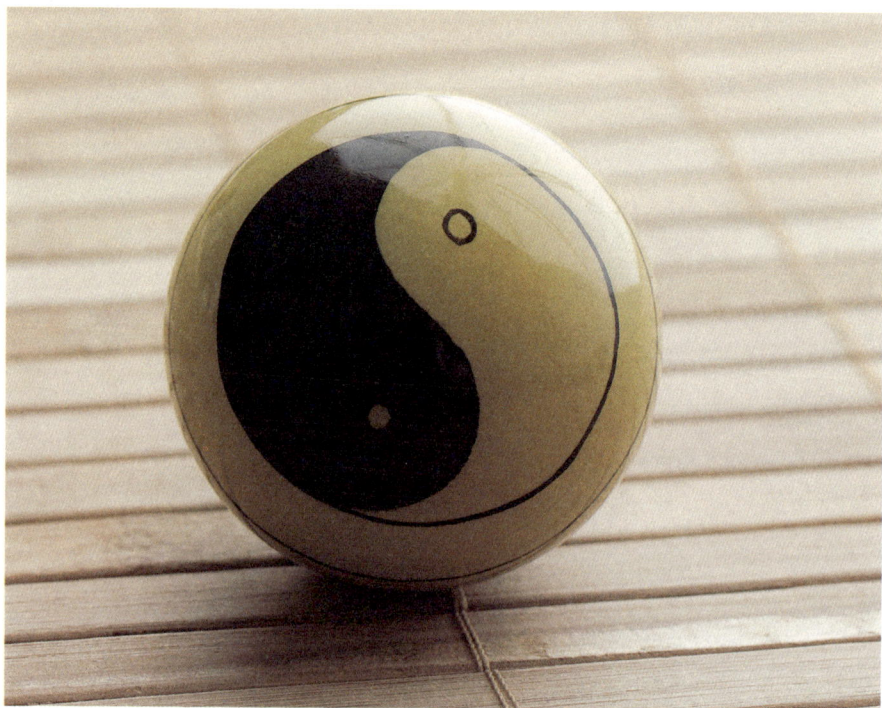

理论概括，是临床医疗和保健防病的指导思想。主要包括阴阳、五行、运气、藏象、经络等学说，以及病因、病机、诊法、辨证、治则治法、预防、养生等内容。阴阳是中国古代哲学范畴。人们通过对矛盾现象的观察，逐步把矛盾概念上升为阴阳范畴，并用阴阳二气的消长变化来解释事物的运动变化。中医学运用阴阳对立统一的观念来阐述人体上下、内外各部分之间，以及人体生命活动同自然、社会环境之间的复杂联系。阴阳对立统一的相对平衡，是维持和保证人体正常活动的基础；阴阳对立统一关系的平衡失调和破坏，则导致人体疾病的发生发展，影响生命的正常活动。

五行学说，用木、火、土、金、水五个哲学范畴来概括客观世界中的不同事物属性，并用五行相生相克的动态模式来强调事物间的相互联系和转化规律。中医学主要用五行学说阐述五脏六腑间的功能联系，以及脏腑失衡时疾病发生发展的机理，也用以指导脏腑疾病的治疗。

运气学说又称五运六气，是研究和探索自然界天文、气象、气候变化对人体健康和疾病的影响的学说。五运指木运、火运、土运、金运和水运五个运季的气候循环。六气则指一年四季中风、寒、暑、湿、燥、火六种气候因子。运气学说根据天文历法参数推算年度气候变化和疾病发生规律。对于运气学说，历代医家都有着不同的观点。有人肯定运气学说提出的规律和推演格局，也有人持否定态度。

藏象学说，主要研究五脏（心、肝、脾、肺、肾，包括心包时称六脏）、六腑（小肠、大肠、胃、膀胱、胆、三焦）和奇恒之腑（脑、髓、骨、脉、胆、女子胞）的生理功能和病理变化及其相互关系。五脏属阴，主要功能是藏精气；六腑属阳，以消化、腐熟水谷，传导、排泄糟粕为主要功能。脏与脏、脏与腑、腑与腑的功能活动之间，还存在着相互依存、相互制约的关系。藏象概念还包括体内精、神、气、血、津液等，这些既是脏腑功能活动的物质基础，又是脏腑功能活动的产物。脏腑功能正常，这些生命要素也就充足旺盛；

若其因病而损伤，则脏腑的功能也会失常。

经络学说与藏象学说密切相关。经络是人体内运行气血的通道，有沟通内外、网络全身的作用。十二经脉、奇经八脉以及与之相连的络脉，分别联系不同脏腑，各具特殊的生理功能。在病理情况下，经络系统功能发生变化，会呈现相应的症状和体征，通过这些表现，可以诊断体内脏腑疾病。还可用针灸、推拿等方法调整经络气血运行，以治疗脏腑躯体疾病。

病因学说主要研究有关疾病发生与发展的原因和条件。治病首先要辨明病因，也只有明确病因才能有针对性地进行预防。中医学强调整体观，强调人体内外环境的统一以及体内各脏腑间的功能协调。疾病的发生发展，其根本原因在于上述统一协调关系的失常，也就是正气和邪气交争过程的表现。正气是机体防御致病因素侵袭、防止疾病发生发展的能力，邪气是可以造成疾病发生发展的致病因素。致病因素包括外感六淫、内伤七情和饮食劳倦等，它们在正气不足的情况下，都可以导致疾病的发生。正邪相争，双方的力量对比是决定疾病的发生发展和病程演变的基本机制。在临床上扶助正气，祛除邪气，是治疗疾病的重要原则。由于中医多是通过疾病的证候表现推断病因，故又有"审证求因"之说。

临床诊治

中医学的主要诊治原则是辨证论治，在辨证的基础上制定治疗方针，并进而选择具体的药物或非药物疗法。但辨证之前必须深入了解病情，这就要依靠诊法。诊法指望、闻、问、切四种诊察疾病的方法，简称"四诊"。为达到辨证准确，强调四诊合参，全面诊察，综合分析。问诊，意在了解症状、掌握病程、探寻病因，是掌握动态情况的主要途径。切诊中的脉诊则最具中医特色，有时对判断病情和指导治疗起决定性作用。

辨证是临床诊治的核心部分。通过四诊取得临床资料后就要认真分析判断，辨别疾病的原因、性质、部位、阶段、邪正盛衰以及发病机制变化。这样得出的综合性结论便是"证"，是进一步决定治疗方针和对策的主要依据。中医学通过长期的临床实践，已总结出八纲辨证、脏腑辨证、病因辨证、六经辨证、卫气营血辨证、三焦辨证等多种辨证方法。其中有的具有普遍意义，有的主要是针对特定类型的疾病。掌握这些方法进行正确辨证，才能制定合理的治疗方案，取得预期的疗效。

治则治法指治疗原则和在其指导下的具体治疗方法。治病求本是中医治疗的基本法则，许多其他法则都是建立在它的基础上。根据对"证"的正确判断，对相同的疾病可以采取不同的治疗方法，对不同疾病可以采取相同的治疗方法，这便是同病异治和异病同治的法则。而用"寒者热之，热者寒之，虚者补之，实者泻之"的原则来调整阴阳，扶正祛邪，是最常用的方法，称正治。中医学强调鉴别疾病的本质和现象，分析病证的主次先后、轻重缓急，乃有"急则治其标，缓则治其本"的法则。中医学还重视个体差异以及时令地域对疾病的影响，于是又有"因人因时因地制宜"的法则。

在具体治法方面，中医学有着更为丰富的内容。汗、吐、下、和、温、清、消、补等八法是基本治法。八法不仅概括了药物方剂的主要功能，对针灸、推拿等非药物治疗也有一定的指导意义。

药物以天然药（包括植物、动物和矿物的药用部分）为主。各种药物中，以草药最多。所以古代药学著作都被称为"本草"。汉代时的经典著作《神农本草经》载药365种。历代药物数量不断增加，1999年出版的《中华本草》收载药物8980种。据第三次全国中药资源普查统计，中国的中药资源种类有12807种，第四次全国中药资源普查又发现至少196个新物种。中药的药物知识来自临床实践，具体应用的效果也要通过实践来验证。在中医基础理论的指导下，通过长期用药实践已总结出四气五味、升降浮沉和归经等药物理论，用以指导临床用药。

临床药物治疗的主要形式是方剂，就是根据君、臣、佐、

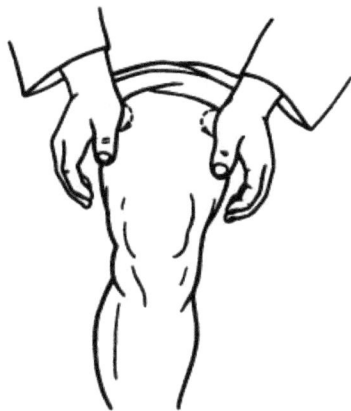

保健推拿：拿揉大腿

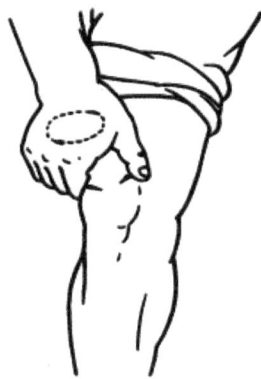

保健推拿：揉髌骨

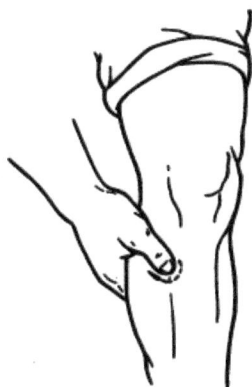

保健推拿：推揉足三里

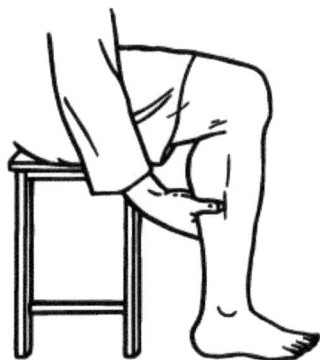

保健推拿：拿小腿

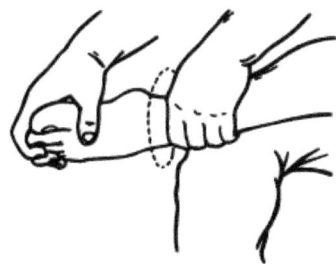

保健推拿：摇踝

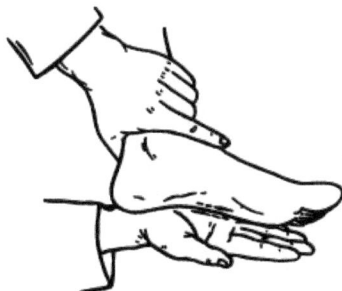

保健推拿：擦涌泉

使等配伍原则，将相关药物综合成方，用以加强药效，便于临床应用。

针灸包括针和灸两部分。针主要是针刺人体经络腧穴，灸是以燃烧艾绒熏灼腧穴部位的皮肤或病患部位，目的都是治病保健。其作用主要是疏通经络脏腑气血运行，调和阴阳，扶正祛邪，消除疾病以达到恢复正常的功能状态。针灸治疗也遵循辨证论治法则，根据疾病与脏腑、经络的关系，以及疾病的寒热、虚实、阴阳、气血等不同证候，选取穴位，以不同的补泻方法，或针或灸，才能取得较好的疗效。

推拿又称按摩，是用特定的手法在人体的体表进行按压推摩，用以疏通经络，流畅气血，调整脏腑功能和滑利关节，从而消除疾病，保健强身。推拿的理论，也是以阴阳五行、气血津液、脏腑经络为基础，常用推拿部位即经络腧穴。除医生根据病情操作外，常人也可以自我按摩作为保健养生之法。

预防养生

中医学推崇未病先防和既病防变。《内经》早就提出"不治已病治未病"的预防思想。历代对疾病预防有很多措施和经验，包括锻炼体质、讲求卫生、预防免疫等内容。五禽戏、太极拳、针灸导引按摩以及人痘接种术等，都是行之有效的方法。养生又称"摄生"，旨在通过自身的调摄达到防病治病、延年益寿、身心健康的目的。中医养生由整体观出发，讲求人体与环境的和谐与宝命全形，重视身心的交互影响，强调对时令地域的顺应，而且特别注意生活调理和体质锻炼，以扶助自身正气。养生的具体方法，大致包括养护精神、调节饮食、起居有常、劳逸结合、药物调养、针灸调理和医疗体育（如五禽戏、太极拳、武术）等内容。

第二章

群贤毕至　少长咸集

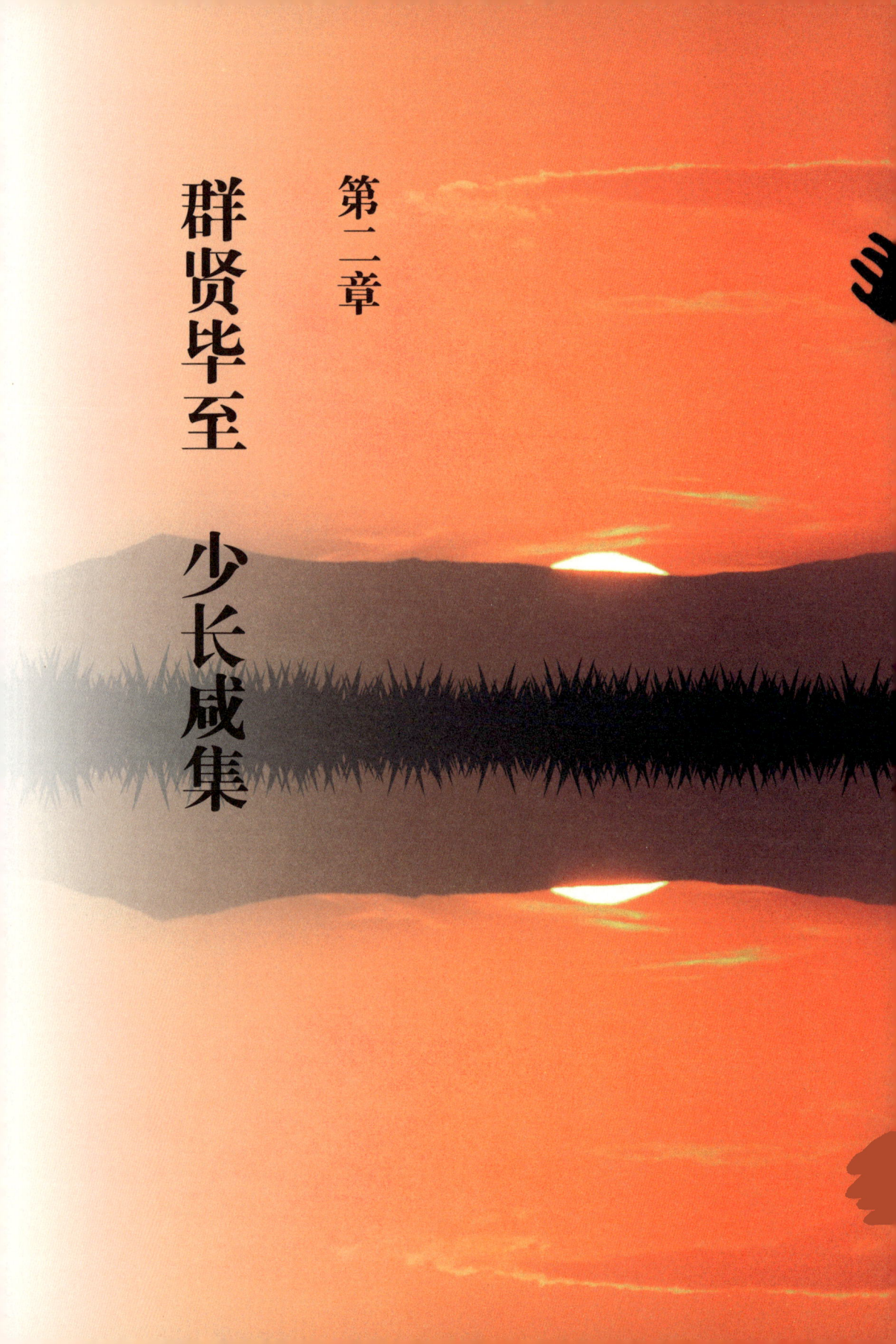

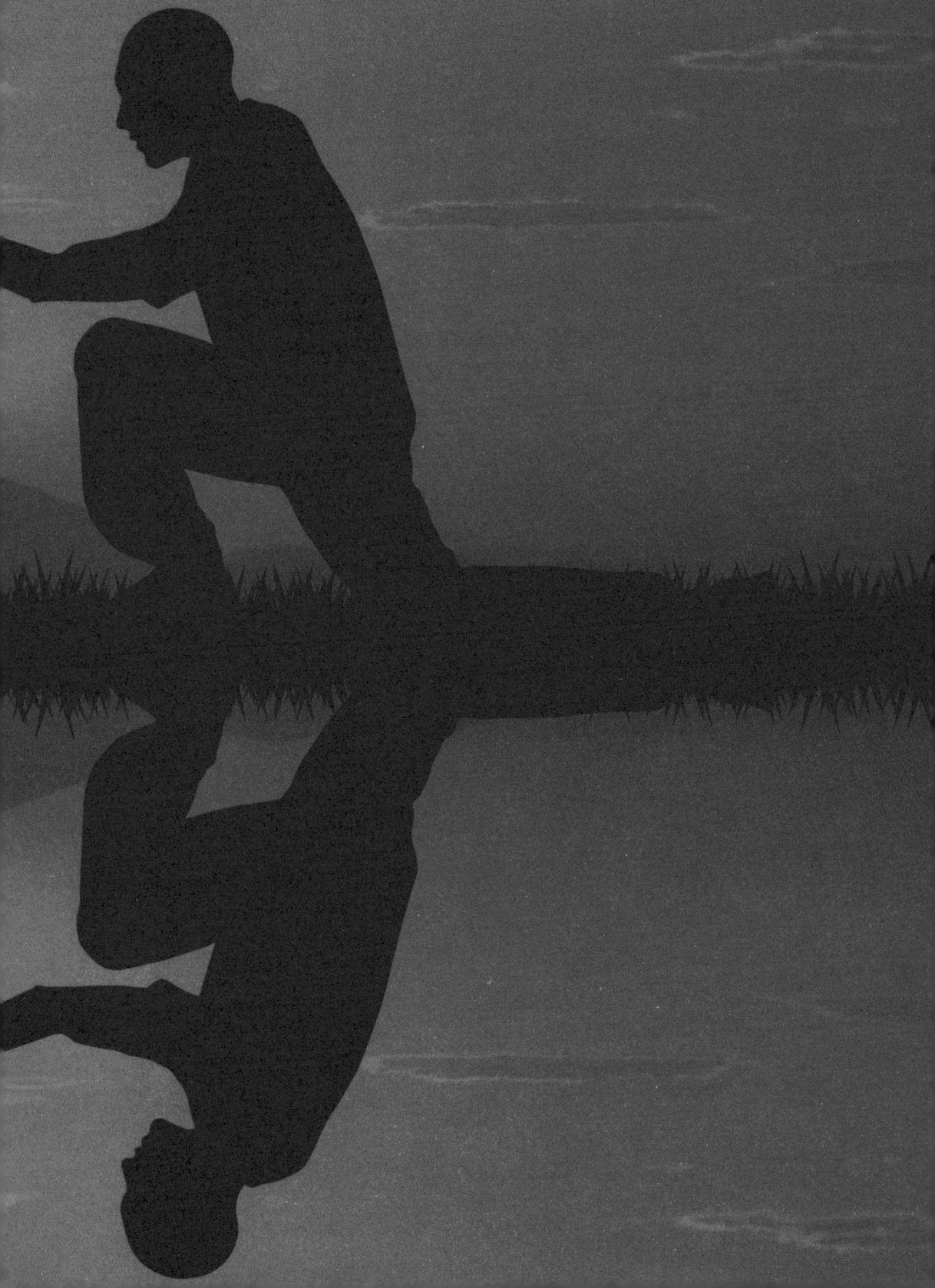

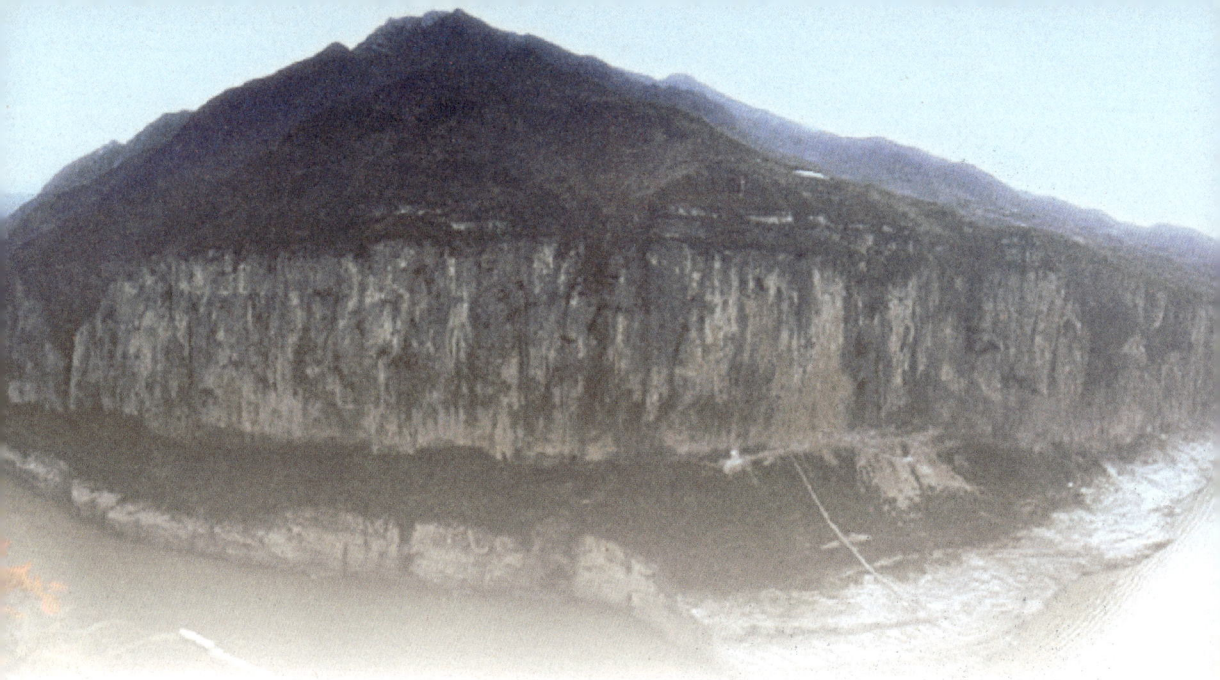

神农

神农为传说中中国农业与医药的发明者。姜姓,号烈山氏。一说即炎帝。西汉《淮南子·修务训》记载:"于是神农乃始教民播种五谷……尝百草之滋味,水泉之甘苦,令民知所辟就。当此之时,一日而遇七十毒。"因此,神农被奉为中国医药发生之鼻祖。实际上,神农尝百草的传说,提示了中国医药系发源于远古先民们的

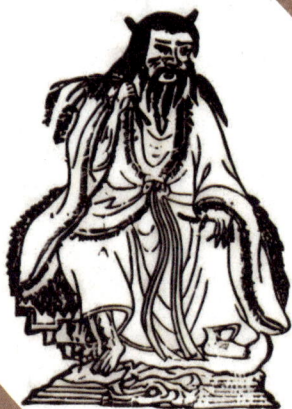

神农

生活与医疗实践之中。神农氏又是农业的发明者，其教民用耒、耜耕种的传说，反映了中国原始时代由采集渔猎进步到农业的情况。据传，神农氏活动于黄河与长江流域。其形象常被描述为头长双角、口尝草药。中国现存最古老的药学专著《本草经》即托名神农氏所撰，又名《神农本草经》。古代某些土地神庙或药王庙供奉的神像就是神农氏。

岐伯

岐伯为传说中上古时代的医学家，黄帝的大臣。曾向神农时代的名医僦贷季学习医学。《黄帝内经》中称之为"天师"。因《黄帝内经》主要采用黄帝与岐伯等大臣君臣问对的方式，所以常称其为岐黄家言，进而把医术称为岐黄之术，甚至以岐黄作为中医的代称。

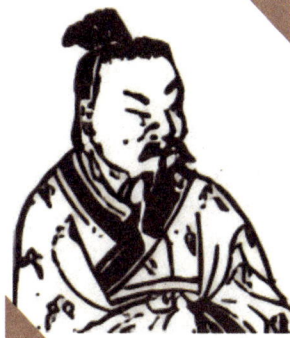

岐伯

29

药王

药王由中国古代历史上或传说中的名医演化而来。①神农氏，尝百草，首创医药，世尊为药王。②战国时渤海郡鄚（今河北任丘）人扁鹊，姓秦，名越人。曾受异人医术，洞晓医源，深明医理，在齐、赵行医，传黄帝《素书》，与扁鹊论脉法，后世祀为药王。宋时封为"灵应侯"，后又封"神应王"，道教尊其为"灵应药王真君"，祀为药王。《正统道藏》收有《药王八十一难真经》。③孙思邈，博通百家，擅长阴阳术数，修炼行医，多有建树。北宋时封为"妙应真人"，后人尊之为药王，奉祀不辍。④韦慈藏，唐景龙（707～710）年间光禄卿，以医术

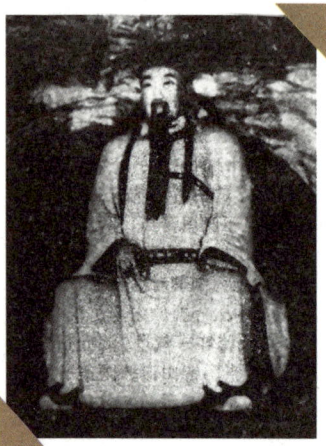

药王

知名，称为药王，享祀于三皇庙中。⑤三皇，见《古今图书集成·神异典》。三皇本为医王，元明以来以医王庙祀之，清改称药王，庙在顺天府，主祀伏羲、神农、黄帝，以及秦汉以来各代名医。⑥韦古，字老师，西域天竺人。医道高超，闻名于京师，被称为药王。为祀药王，常于夏历四月二十八日举行药王会。

扁鹊

扁鹊是战国时期医学家。中医早期脉诊的倡导者。姓秦，名越人。渤海郡郑（今河北任丘）人。相传扁鹊为远古时的名医之号，因秦越人精于医术，故人亦称其为扁鹊。年轻时从长桑君学医，尽得其传。他善于诊断，尤精于望诊和脉诊。史载他以望诊判

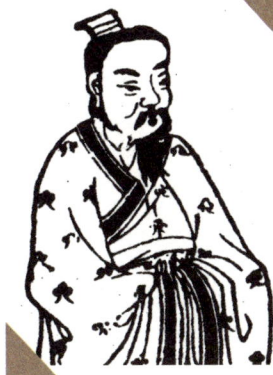

扁鹊

断蔡桓公（齐桓侯）的病证，由浅入深，并预言其预后不佳。桓侯因拒绝接受诊治，其病果然不起。扁鹊又曾准确地诊断虢国太子的"尸厥"证（假死），并用针熨诸法救治而愈。司马迁《史记·扁鹊仓公列传》中称："至今天下言脉者，由扁鹊也。"并盛赞扁鹊医德高尚。扁鹊当时曾游走各国，并随俗而变，或为带下医（妇科），或为小儿医，或为耳目痹医（五官科）；医术高明，既能施针砭，又能用汤熨。据传《难经》为其所作，其内容以讨论脉诊为主。

淳于意

淳于意（公元前 2 世纪）是西汉临床医学家，中医医案记录创始人。曾任齐国太仓长，故又称太仓公、仓公。齐临甾（今山东淄博市临淄区）人。年轻时曾师从公孙光学医。高后八年（前 180）又拜同郡元里公乘阳庆为师，得受黄帝扁鹊之脉书、上下经、五色诊病、奇咳术、揆度阴阳外变、药论、石神、接阴阳等医药秘籍。研习三年后，医术大有提高，诊病能知人生死。后因得罪权贵，于汉文帝四年（前176）被逮至京都长安问罪，他的小女缇萦随同前往，并上书皇帝，愿荐身为官婢，以赎父刑。文帝十三年，汉文帝赦免淳于意，同时宣布废除部分肉刑，这就是历史上有名的"缇萦救父"的故事。在此期间，淳于意曾多次回答朝廷的讯问，详细陈述了自己的学医经过及为人治病的具体情况。他的答词即为后世所称的"诊籍"，是中国现存最早见于文献记载的医案。在"诊籍"中，淳于意介绍了 25 个病例，记载了患者姓名、职业、里籍、疾病症状、脉象、诊断、治疗、预后等情况。所记病例以消化系统疾病为多，在治疗方面则偏重于药物，如汤剂有下气汤等；散剂有莨菪等；含漱剂有苦参汤等。此外他还擅长刺法、灸法及冷敷等疗法。"诊籍"中还真实地报告了治疗效果：25 例患者有 10 例医治无效而死亡。反映了中国古代医家实事求是的优良传统。淳于意的弟子有宋邑、高期、王禹、冯信、杜信、唐安等人。

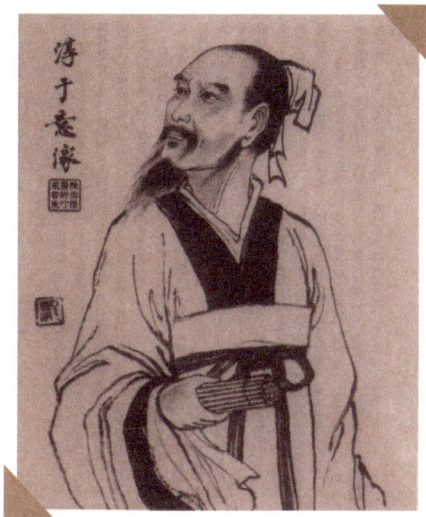

淳于意

张仲景

张仲景（2～3世纪）是汉代医学家。即张机。南阳郡涅阳（今河南南阳）人。据说曾任长沙太守。少时学医于同郡张伯祖。东汉末，疾疫流行，仲景宗族在不满10年中死去2/3成员，主要病状都是伤寒发热，然后转至危殆。仲景悲痛之余，发愤著书，他勤求古训，博采众方，吸收《内经》《难经》《阴阳大论》《胎胪药录》及《平脉辨证》诸书精义，撰成《伤寒杂病论》。依据伤寒发热病的整个起始发展变化过程以及病邪侵害脏腑经络的程度，结合患者内在正气盛衰，总结伤寒发展规律和辨证施治法则，为中国古代医学开创了理论与临床实际相结合的典范。

《伤寒杂病论》包括"伤寒"和"杂病"两部分内容。伤寒部分（即《伤寒论》），按该病起始为发热的特征，分成六种证候类型，即三阳（太阳、少阳、阳阴）、三阴（太阴、少阴、厥阴），三阳表示热实，三阴表示寒虚。根据病邪侵入肌体程度、病势缓急，用四诊（望、闻、问、切），八纲（阴、阳、表、里、寒、热、虚、实），辨证施治确定病情。六经病证各有主治方，按汗、吐、下、和、温、清、补、消，结合《内经》有关

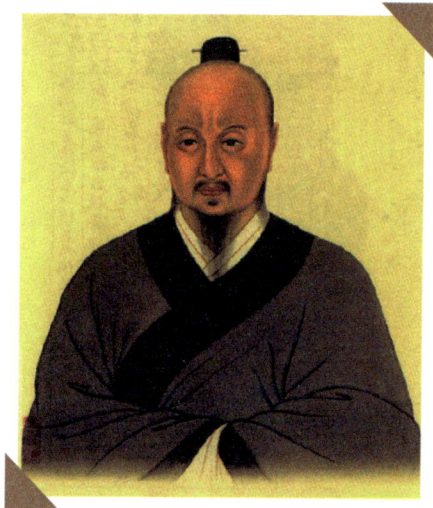

张仲景

正治、反治、异病同治、同病异治各种治则，共包括397法、113方。其中方剂如桂枝汤、白虎汤、小柴胡汤等，方简意明，具有临床实际效果，便于学者掌握。

杂病部分（即《金匮要略》）主要论述伤寒以外的各种内科疾患，如痉、湿、暍、中风、历节、血痹虚劳、肺痿、肺痈、咳嗽、胸痹、心痛、短气、腹满、寒疝、风寒积聚、痰饮、消渴、黄疸、惊悸、吐衄、呕、吐、哕、下利，以及一些外科疮痈、妇女妊娠和各种杂疗急救症治。这部分论述不以六经论治，而是根据病证按脏腑病机辨证治疗。各类杂病，均有主方。同时讲求药物配伍。一些方剂，除汤、散、丸外，还有酒、熏、洗、滴等多种疗法。

张仲景还特别提出治疗"未病"的观点，即认为医生治病首先应从预防疾病出发，其次也要懂得既病之后，脏腑传

变的关系。

《伤寒杂病论》撰成后，因战乱原稿散佚，后幸经晋代王叔和收集整理，改编成《伤寒论》《金匮玉函方》二书。迄于北宋中期，校正医书局复依据几种传本，重新整理成《伤寒论》《金匮玉函经》《金匮要略》三种书籍。

张仲景的著作对后世影响很大，由宋迄今，注释和阐发各书奥义的医家很多。张仲景方被推为"众方之祖"，称为经方。张仲景被尊为"医圣"。河南南阳重修了张仲景纪念祠，成立了张仲景国医大学，以弘扬其医学成就。

其他国如日本对于张仲景研究也很深入，论著颇多。特别是 19 世纪时，日本还先后发现康平三年（1060）侍医丹波雅忠抄录的《伤寒论》卷子本，以及康治二年（1143）沙门了纯依据唐人写本所抄录的《伤寒论》。两书原本均较北宋校正医书局校定的《伤寒论》时间为早，内容也有许多不同，对考订《伤寒论》原文具有重要参考价值。

《隋书·经籍志》还记载:《张仲景方》15 卷、《张仲景评病要方》1 卷、《张仲景疗妇人方》2 卷，均遗佚。

华佗

华佗（2～3世纪）是东汉临床医学家。以擅长外科手术和设计体育医疗的五禽戏而著称于世。字元化，沛国谯（今安徽亳州谯城）人。本为士人，早年游学徐州，兼通数经，晓养性之术。太尉黄琬等人曾两次辟其为官，皆不就，年百岁犹有壮容。曹操积苦头眩，闻佗医技精良，召其常侍左右，以针灸治疗，随手而愈。但他性情孤傲，又去家思归，以妻疾为托，归家至期不返，累召不应，被曹操所杀。临死，曾出书稿一卷与狱吏，吏惧而不敢受，及索火烧之，未能传世。后世《中藏经》是托名之作。

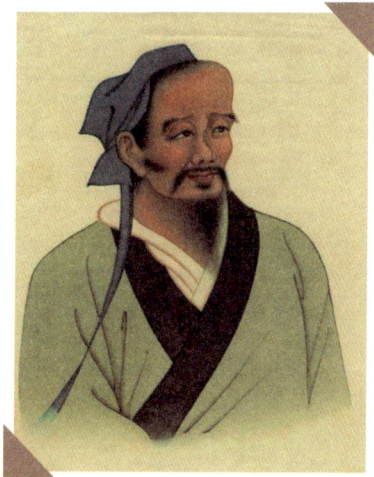

华佗

华佗精于方药，医学造诣甚深，医疗涉及面很广，传世治疗案例即包括现在的传染病、寄生虫病、妇产科病、小儿科病、呼吸器官病及皮肤病等。尤其在全身麻醉和外科手术上相当有成就。他主张积极的体育锻炼，创"五禽之戏"，即模仿虎、鹿、熊、猿、鸟五种动物的动作，以活动筋骨，疏通气血，增强体质，防治疾病。人有不适，作一禽之戏即舒。他医术精良，疗疾处剂用药不过数种，针灸取穴不过数处，沿用至今的还有其所创沿脊柱两旁夹骨施针之穴，现名为"华佗夹脊穴"。弟子有吴普、樊阿、李当之等。

皇甫谧

皇甫谧（215～282）是魏晋间医学家。著有《针灸甲乙经》，对针灸学术的发展有很大贡献。幼名静，字士安，自号玄晏先生。安定朝那（今宁夏彭阳古城镇）人。幼年过继于叔父，迁居新安（今河南义乌）。少不好学，20岁后始发愤读书，从垣席学习儒学，成为当时著名的经学家。42 岁时因患风痹疾，苦聋百日，方开始涉猎医学。他鉴于医经重复，互错之处甚多，且偏于理论阐述，不切临证实用，故取《黄帝针经》（即《灵枢》）、《素问》和《明堂孔穴针灸治要》三书，"使事类相从，删其浮词，除其重复，论其精要，厘为十二卷"，著成《针灸甲乙经》。该书是中国第一部体系较为完备的针灸专著，也是《内经》的重要古传本。另撰有《寒食散方》两卷，现已不存，但部分佚文尚可见于《诸病源候论》和《医心方》等书。

葛洪

葛洪（283～343/363）是东晋医学家、哲学家。字稚川，人称葛仙翁。丹阳句容（今江苏句容）人。原为世家，至其父葛悌家道中落，13 岁丧父，家境贫苦而勤奋攻读。他注重实践，凡事要求亲身目验，反对偏信耳闻。他对医学中的实

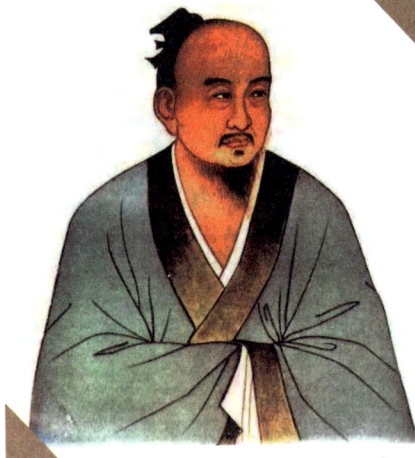
葛洪

际问题常躬亲实验，有不少发明和发现，如发现沙虱病的沙虱正赤如火，其形如疥虫；以白纸蘸尿，染黄如蘗者即为黄疸，以及首次发现并描述天花之病状等。由于经常深入民间而了解民间患急症时需要简便易得、价廉效验的方药，便潜心"贫家野居""皆能立办"的治疗方法，总结出较多治疗急症的有效方剂和方法，如以狂犬脑髓敷伤口治狂犬病，以富含 B 族维生素的大豆和松叶治脚气病，以青蒿绞汁治疟疾，以及解毒、小夹板疗骨折复位等。这些都是医学史上的创举。他还重视灸法治病，并首次记述捏积、食道异物急救、放腹水等治疗技术。他这种讲求实效，方便大众的医疗思想与方法，对后世界影响至深。孙思邈在《千金要方》中提到他自己"采葛生之《玉函》，奇方毕综"，明清时代发展起来的走方医、铃医都受到葛洪思想的影响。存世著作有《肘后方》（原名《肘后救卒方》）等。

陶弘景

陶弘景（456～536）是南北朝时梁代道教医药学家、思想家。字通明，自号华阳隐居，后世又称陶隐居，又号胜力菩萨或云陶胜力。丹阳秣陵（今江苏南京）人。著述甚丰，其中《本草经集注》对中国本草学著作影响巨大。未弱冠即为诸王侍读，善琴、棋、工草、隶书。仕齐，拜左己殿中将军。后隐居于句容（今江苏境内）茅山中，梁武帝礼聘不出，但参与朝中大事咨询，人称"山中宰相"，卒谥贞白先生。陶弘景在天文、历算、地理等方面均有造诣。自谓"吐纳余遐，颇游意方技，览本草药性，以为尽圣人之心。"

陶弘景有感于当时本草学著作的混乱情况，参考《神农本草经》和《名医别录》，著成《本草经集注》（原书已佚，现存有敦煌卷子残本）。中外学者对本书的评价很高，认为它完成了使中国主流本草学著作雏形大定的历史任务，被誉为本草史上的一座丰碑。该书成就主要在于按统一体例整编了当时流传的各种《神农本草经》，选定药物 365 种，以成定本，并增补《名医别录》药物 365 种；首次按药物的自然属性，以玉石、草、木、虫兽、果菜、米食等分类，较《神农本草经》上、中、下三品分类有突破性意义的进步，一直影响后世本草学著作；首创"诸病通用药""七情表"，依药物的治疗性能分类，有利于临床实用；描述药物形态和确定药物产地，成为早期本草最富新意的内容，对确定药材品种，保证用药安全有重要意义，并成为后世本草学著作一大内容。陶氏对辑录的《神农本草经》和《名医别录》内容采用朱墨分书、个人见解小字夹注的出处标注体例，使全书内容源流清晰，并成为优良传统，一直被后世继承。但陶弘景的主张中也有一些受限于时代的认识和观点。又身圄江南，对北方所产药物的记载有一些错误。又鉴于葛洪《肘后救卒方》阙漏未尽，增订成《补阙肘后百一方》（又称《肘后百一方》）。另著有《养性延命录》《陶氏效验方》《太清草木集要》《药总诀》《服饵方》等书多种，均佚。近年有称原本为敦煌卷子的《辅行诀脏腑用药法要》，亦题名为陶弘景所撰。

孙思邈

孙思邈（约581～682）是唐代医学家，中医医德规范制定人。京兆华原（今陕西铜州耀州）人。自幼多病，立志于学习经史百家著作，尤立志于学习医学知识。青年时期即开始行医于乡里，并获得良好的治疗效果。他对待病人，不管贫富老幼、怨亲善友，都一视同仁，无论风雨寒暑，饥渴疲劳，都求之必应，一心赴救，深为群众崇敬。大业（605～618）年中，曾游学四川。后唐太宗、高宗曾多次招他任国学博士、谏议大夫等职，均谢绝，唯于咸亨四年（673）任承务郎直长尚药局，掌管合和御药及诊

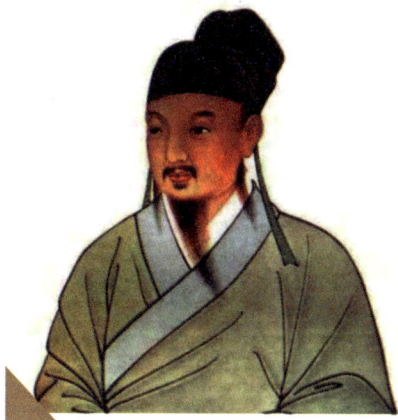

孙思邈

候方脉等事务，上元元年（674）即因病辞退。当时名士宋令文、孟诜、卢照邻皆视他为老师。

孙思邈在数十年的临床实践中，深感古代医方的散乱浩繁和难以检索，因而博取群经，勤求古训，并结合自己的临床经验，编著成《千金要方》和《千金翼方》，它们反映了唐初医学的发展水平。

孙思邈在医学上的成就是多方面的。在伤寒学方面，他将《伤寒论》内容较完整地收集在《千金要方》中。他认为张仲景的《伤寒论》要旨"不过三种"，并以此三方为纲要，将张仲景的六经辨证法改为按方剂主治及临床表现特点相结合的分类法。他总结妇科、儿科成就，提出应各自独立设科，对妇科、儿科形成专科有促进作用。他提出的妇女孕期前后的注意事项与当前围产医学的内容有不少相符之处。他对婴儿生长的观察及护理方法亦富科学内容。在对疾病认识上，如对附骨疽（骨关节结核）的好发部位，消渴（糖尿病）与痈疽的关系，有关麻风、脚气、夜盲、甲状腺肿的描述和治疗等都有创见。还倡行了葱管导尿术，食道异物剔除术以及自家血、脓接种以防治疔病的免疫法等。在养生延年方面，提倡按摩、导引、散步、轻微劳动及食治、讲求卫生等结合，为老年病防治留下了宝贵经验。

孙思邈逝世后，被尊被为"药王"，后人将他故乡的五台山改为药王山，为他建庙塑像，树碑立传。

刘河间

刘河间（1120～1200）是金代医学家。原名刘完素，字守真。今河北河间人，号河间居士，故人称刘河间，自号通玄居（处）士。金元四大家之首，寒凉派的创始人，温病学的奠基人之一。金章宗（完颜璟）三次征聘，皆不就，遂赐号高尚先生。刘完素自幼耽嗜医书，唯对《素问》爱不释手，造诣颇深。代表作有《素问要旨论》《宣明论方》《三消论》《伤寒标本心法类萃》等。

中国临床医学从《伤寒论》问世以来，又经过700余年的实践，对疾病发生发展及辨证施治规律的认识有了很大提高。理学的兴起，活跃了学术研究的风

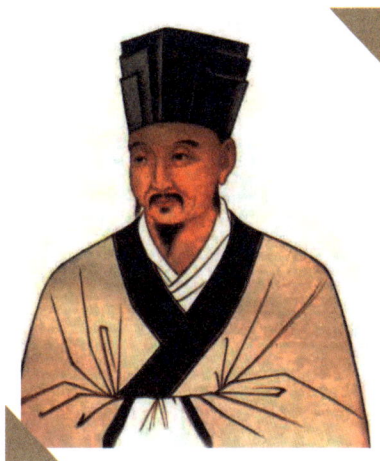

刘河间

气，医学流派相应而成。刘河间潜心研究《内经》及当时盛行的五运六气学说，并结合临床实际，阐明生理、病理及治疗规律。认为"人一身之气，皆随四五运时六气盛衰而无相反"，用亢害承制理论解释病机。在病理变化中指出，本质与现象不合是因为五运之中，一运过极而他运承制使然。即"己亢过极，则反似胜己之化"，如寒极似火，热极反寒等。他深研《内经》病机十九条，发现六气为病中缺少燥淫，因而加以补充，"诸涩枯涸，干劲皴揭，皆属于燥"，使《内经》六气病机得为全璧。并以脏腑病机、六气病机与运气学说相结合，将病证分为五运主病、六气主病等大类，可谓纲举目张。于杂病方面，对消渴病有独到之处，他发展了伤寒学说，力倡寒凉治渴热，给中医治热病另辟一途，对其后攻斜派（以张子和为代表）、滋阴派（以朱丹溪为代表）的形成有所启示。他反对晋唐以来不少医家注重搜集中药方剂，而忽视医学理论研究的倾向，提出新的病机学说，开金元医学争鸣之先河，并形成了河间学派，对后世影响很大。弟子有马宗素、穆大黄、荆山浮屠等，罗知悌（朱丹溪之师）为其再传弟子，葛雍、镏洪、张子和则是私淑弟子。

刘河间用药多寒凉，《四库总目》中说他："多用凉剂，偏主其说者，不无流弊。"

张子和

张子和（约 1156～1228）是金代医学家。原名张从正，字子和，号戴人。睢州考城（今河南兰考）人。金元四大家之一，攻邪派倡导人。在兴定（1217～1222）中曾擢为大臣，不慕名利，不久辞去。其学继承刘河间，用药多寒凉，提倡汗、下、吐三法治病，提出"攻邪论"成为攻邪派之祖。代表作有《儒门事亲》15 卷。他认为人身之病，非人身素有，或自外入，或自内生，皆为邪气。如天之六气，风寒暑湿燥火，地之六气，雾露雨雹冰泥；人之六味，酸苦甘辛咸淡，均可致病。治疗多用汗下吐三法，他的三法，包括很广，凡能使

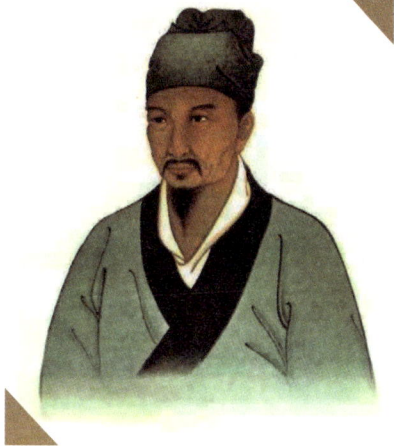

张子和

邪从上窍而出者，皆为吐法，如引涎漉涎、嚏气追泪、呕吐出痰等；凡能解表者，皆属汗法，如灸、熏、渫、洗、熨、烙、针刺、砭射、按摩、服药等；凡能使邪气下行者，皆属下法，如催生、下乳、磨积、逐水、通经、泄气、通便、利尿等。因此除补法外，临床治法基本囊括于他的三法之内，运用于各科疑难病证。他还提出"攻邪用药，扶正以食"的正确治疗观点，对于各科病的具体食疗法亦较为详尽。他将疾病分为风、寒、暑、湿、燥、火六门。他还提倡心理疗疾，以情制情的主张。主张"悲胜怒，以怆恻苦楚之言感之；恐胜喜，以迫遽死亡之言怖之；怒胜思，以污辱欺罔之言触之；喜胜悲，以戏谑亵狎之言娱之；思胜恐，以虑彼志此之言夺之。"并且留下大量心理疗疾的验案。

他的门人有常德、麻知几、李子范等。后继者有元末王珪、明初王三尊以及日本中神琴溪等。他的治疗方法曾被清代走方医发挥为"禁截顶串"诸法而视为专门绝技，清代赵学敏将其技编为《串雅》而广为流传。但张子和的一些主张过于偏激，《四库总目》说他："中间负气求胜，不免过激。"

李东垣

李东垣（1180～1251）是金代医学家。原名李杲，字明之，晚号东垣老人。真定（今河北正定）人。金元四大家之一，脾胃学说的创始人。自幼喜爱医药，20多岁时，母亲得病，医治无效而亡，于是立志学医，拜名医张元素为师。他曾以进纳作济源（今属河南）监税官，当地流行俗称"大头天行"的传染病，死亡率极高，他探本求源，拟订方药，治愈不少病人，名声大振。元壬辰（1232）避兵东平（今属山东），甲辰（1244）还乡，收罗天益为学生。他在学术上深受张元素的影响。当时中原战乱，人民生活动荡，精神恐惧，温饱得不到保

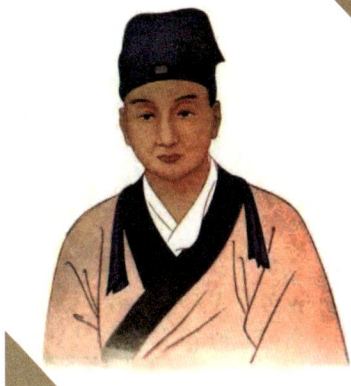

李东垣

证，造成很多疾病。单纯运用治伤寒的方法不能奏效。他根据《内经》四时皆以养胃气为本的理论，结合自己长期的临床经验，提出"内伤脾胃，百病由生"的论点，并系统阐述了脾胃的生理功能，内伤病的致病原因，发病机理、鉴别诊断、治疗方药等问题，创立脾胃学说。他认为脾胃是元气之本，元气是健康之本，如果"脾胃之气既伤，而元气亦不能充，而诸病之所由生也"（《脾胃论》）。他还认为脾胃是人体气机升降运动的枢纽，脾胃有伤，上可影响肺，下可波及肾，并可涉及大肠、小肠和九窍。只有谷气上升，脾气升发，元气才能充沛，才可防止疾病的发生。因此，在治疗上重在补益脾胃，尤其强调升发脾胃之阳，制定了补中益气汤、升阳益胃汤、黄芪人参汤等方剂，并首创甘温除热法治疗体虚身热，取得良好疗效。他的学术理论为中医学的发展做出了卓越的贡献。脾胃属土，故后世推他为"补土派"的代表人物。著作有《脾胃论》3卷（1249）、《内外伤辨惑论》3卷（1231）、《兰宝秘藏》3卷（1251）、《医学发明》（1315），以及《伤寒会要》《用药法象》《东垣试效方》等。而题名为李东垣撰的《保婴集》《伤寒治法举要》《东垣心要》《活法机要》《医学法门》《珍珠囊指掌补遗药性赋》等，都是托名作品。

朱丹溪

朱丹溪（1282～1358）是元代医家。原名朱震亨，字彦修，因居地有水名"丹溪"，人称丹溪先生。婺州义乌（今浙江义乌）人。金元四大家之一。青少年时期为应科举考试，钻研儒家经典。35岁师从著名理学家许谦，43岁从罗知悌学医。罗知悌精于医学，其学宗法刘河间，旁通于张子和、李东垣二家之说，认为："学医之要，必本于《素问》《难经》，而湿热相火为病最多。"朱丹溪的主要著作有《格致余论》（1347）、《局方发挥》（1347）、《本草衍义补遗》，以及《金匮钩玄》3卷（1358）。其门人整理编纂的《丹溪心法》可以体现他

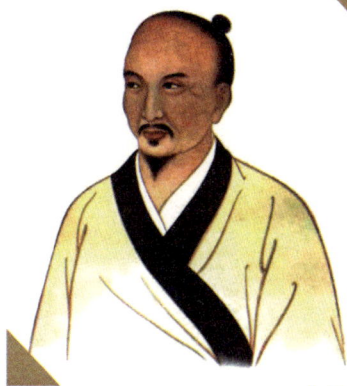

朱丹溪

的医疗经验，对后世影响较大。他的学说主要内容有：①阳常有余阴常不足论。由此引申为气常余血常不足，故主张顺应阴阳之理，提倡男三十、女二十而后嫁娶，把理学的"主静""收心""养心"说与《内经》的"恬淡虚无，精神内守"说结合起来，用澄心静虑的方法防遏相火妄动。②相火论。相火为肝肾二脏专司，分属于心包、膀胱、三焦、胆诸腑。相火有常有变，常态属生理性相火，至关重要，"人非此火不能有生"，是生命活动的动力；如相火越位而妄动，则伤阴耗精，变生多种疾病。针对这种内生火热，主张应用滋阴降火的治疗方法。③对《局方》的批评。在《局方发挥》中集中地批评了宋代官方颁布的《和剂局方》和宋元之际崇奉《局方》形成的"《局方》之学"。指出《局方》忽视辨证，"一切认为寒冷"，滥用温热香燥药物和"一方通治诸病"的危害。主张临病制方，反对不问病由据证验方的医疗风气。④气血痰郁辨证治疗。在杂病治疗中，朱丹溪广泛应用气血痰郁辨证方法，尤其对郁证病机的阐发和痰证证治的论述，均较前人深入。⑤治疗中注意顾护正气，慎用汗、吐、下等攻击法。⑥以节欲为中心的养生学思想。为主节饮食、戒色欲，反对服食丹药。

朱丹溪受宋元理学影响较深，常援引理学解说医理。从此理学渗入医学，并影响到明代的某些医家（如孙一奎等）。他淡泊名利，医德高尚，培养了很多医学人才，弟子戴原礼、赵良仁、王履等都颇有成就。承其学者还有汪机、王纶、虞抟等。在日本，田代三喜、曲直濑道三等医家接受并提倡丹溪学说，尤其是相火论、郁病说和气血痰郁辨证影响较大。

李时珍

李时珍（约 1518 ～ 1593）是明代医药学家、博物学家。古代科学巨著《本草纲目》的作者。字东璧，号濒湖山人，人称李濒湖。蕲州（今湖北蕲春）瓦硝坝人。世医出身，父李言闻（字子郁，号目池）曾任太医院吏目，著有《四珍发明》《蕲艾传》《人参传》等书。自幼习儒，博览群书，曾

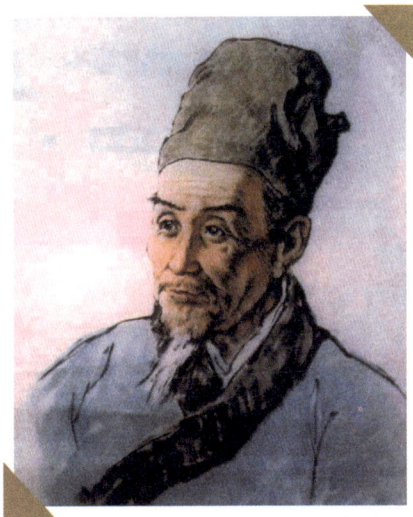

李时珍

师事理学家顾日岩。14 岁考中秀才，后经三次乡试落榜，遂继承家学，以医为业。因医术精良被聘为楚王府奉祠正，掌管良医所，后又被举荐进京入太医院供职，一年后辞归故里，悉心著述。所著《本草纲目》费时二十七载（1552～1578），曾三易其稿。还著有《濒湖脉学》（1564）、《奇经八脉考》（约 1572）等多种。

李时珍生活在明末文化发达地区，长期学习儒学，文化水平高，又受过医药家庭的熏陶，因而能把握当时医药发展中存在的问题，结合个人实践经验，写出一系列高质量的医药著作，他鉴于本草著作关系治病救人大事，历代注解本草的著作很多，谬误也不少，认为很有必要重新加以整理考订。宋代的《证类本草》产生之后 500 多年间，大量散在的药学知识未得到汇集整理，其间错误也未予纠正；原有本草书已不能适应药学发展的需要，因而对古代文献做了研究考证，收集当代的资料，进行辨疑、订误，从 800 余种医药及经史百家书中搜集资料，终于完成《本草纲目》这一巨著。他运用实地调查方法，请教有实践经验的人，进行多学科综合研究，采取比较分析、辨证和实事求是的科学态度，在书中采用"纲目"的事例，建立了足以与生物学上双名法类似的分类体系，在动物学方面具有进化论的思想萌芽。李时珍深受儒家格物穷理思想的影响，在药学理论、药物品种考订方面具有许多新见解，纠正了一些错误，极力反对迷信服食。在医学思想方法上，他崇奉金元医学大家张元素、李东垣。《本草纲目》博大精深的内容把中国古代药物学发展推向高峰，在国内外科学界有深远的影响。英国科技史家李约瑟称他为"中国博物学中的无冕之王"，称《本草纲目》是"明代最伟大的科学成就"。

李时珍对脉学也有很深造诣，所著《濒湖脉学》全面总结了明以前的脉学成就，编为歌诀体裁，便于记诵普及。其《奇经八脉考》对经络学说有一定的补充和贡献。还著有《濒湖医案》《濒湖集简方》《命门考》《命门三焦客难》等，均佚，但这些书的某些内容在《本草纲目》中也有所反映。

张景岳

张景岳（1563～1640）是明代医学家。原名张介宾，字会卿，号景岳，别号通一子。浙江山阴人。先世居四川绵竹，少时随父至京师，学医于金英（字梦石），遂精医道，壮岁从戎幕府，随军出榆关、渡鸭绿，颇有医名。明代黄宗羲《张景岳传》(《南雷文定·前集》卷九)谓："谒病者辐辏其门，沿边大帅皆遣金币致之。"后返故里，埋头著述。以数十年精力先后写成《类经》32卷(1624)、《类经图翼》11卷和《类经附翼》4卷，晚年著《景岳全书》64卷及《质疑录》1卷。

《类经》是他研读《内经》用时30年写成的。他将《素问》《灵枢》加以重新编次。归纳为摄生、阴阳、藏象、脉色、经络等12类，共390余章节，条理井然，便于寻览，为后世称道。《类经图翼》以图解的方法说明运气和经络大要，《类经附翼》则论述"易理"之学对于医学的重要性。倡"医易同源"学说，谓："易具医之理，医得易之用。"有"三焦包络命门辨""大宝论""真阴论"诸文，详述"命门水火"之说，指出保持命门真阴、真阳最为重要。命门亏损则百病皆至。《景岳全书》主要提倡人体命门要义和甘温固本学说，并论述脉学、伤寒、杂证、妇人、小儿、痘疹、外科诸病。书中尚有《本草正》2卷，列常用药300味，对人参、附子、熟地、大黄叙述尤详，认为是"药中四维"。他把方剂分为补、和、攻、散、寒、热、固、因8类，称为"八阵"。其中他补入的新方大补元煎、左归饮、左归丸等方，重用熟地，认为该药阴中有阳，可以大补血虚，滋培肾水。他还指出，历代医家常用的八味丸、六味丸，因其中有茯苓、泽泻，二药皆"渗利太过"，故不可用。

　　《质疑录》共 45 论，为张景岳晚年著作，内容系针对金元各家学说进行探讨，并对早期发表的论述有所修正和补充。《四库全书总目》曾评《景岳全书》"专以温补为宗，颇足以纠卤莽灭裂之弊，于医术不为无功"，但又指出"不察证候之标本，不究气血之盛衰，概补概温"，亦不妥当，用药者，总要从病之宜。另外，陈修园还曾撰《景岳新方八阵砭》。

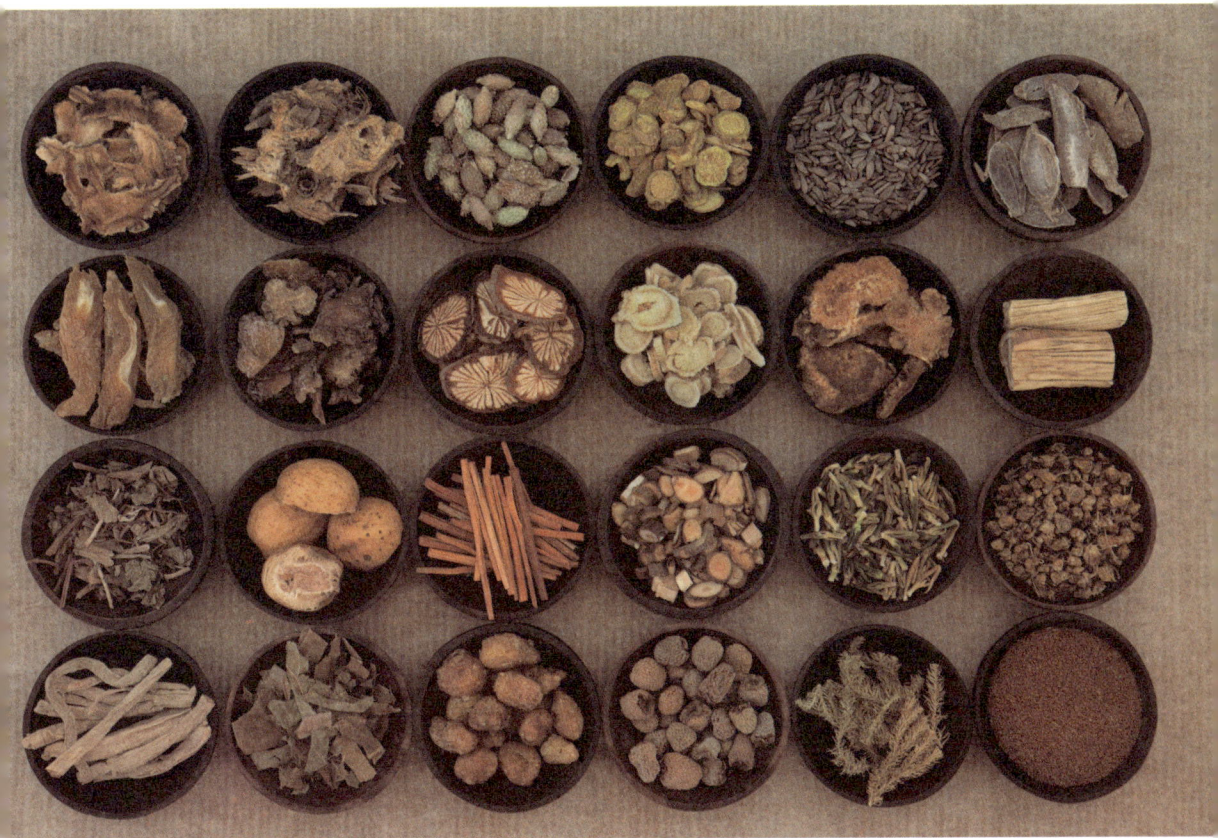

吴又可

吴又可（17世纪）是明末温病学家，温病病因新学说创始人。即吴有性，字又可。吴县（今江苏苏州）人。明末江浙、直隶、山东各有疫病猖獗流行，医者以通行治疗伤寒的理法遍治不愈，吴又可在所著《温疫论》（1642）中提出一种戾气致病说，即温疫并非古人所谓感受外邪所致，而实为一种肉眼不能见的无声无臭的杂气所侵而成。此杂气具有多样性及特异性，能引致不同的病症，诸如痘疮、斑疹、痢疟、大头瘟、蛤蟆瘟等，而侵入的杂气又与牛、羊、鸡、鸭等的杂气互不相干，各有所偏。他还预见到将来治疗温疫症，必有"一病只

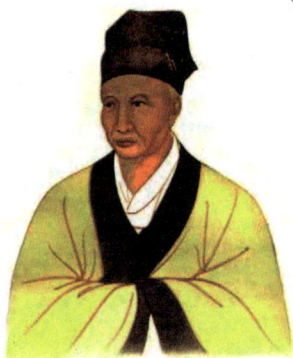

吴又可

须一药之剂，而病自已"的时候，这也是以他的先进治疗思想为基础的。

他所创用的达原饮等方剂，在历史上曾起过积极的作用。他的学说实为后来温病学派的先河。他敢于对古医经学说进行补充，并另立新说，为后代医家所赞许。《清史稿》有"自有性书出，（瘟疫）始有发明"的说法，而《四库全书总目》也认为自吴氏著作问世之后，"温疫一证，始有绳墨可守，亦可谓有功于世矣。"

叶天士

叶天士（1667～1746）是清代温病学家，温病学派代表人物之一。原名叶桂，字天士，号香岩。吴县（今江苏苏州）人。出身于医学世家。祖父叶时、父亲叶朝采都是当地名医。自幼受家庭熏陶，广泛阅读医书，并通诗文辞赋。14 岁时父亲去世，便随父亲门人学医，后又多处访师，相传 10 年中共

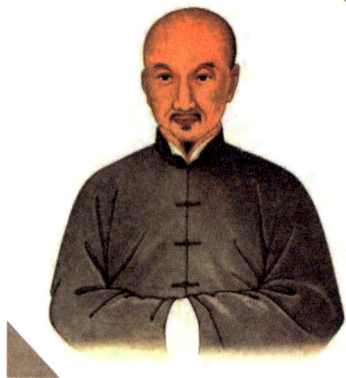

拜师 17 人。至 30 岁时，已治愈许多疑难病症，名声四传。

在脾胃学说方面，他认为脾胃与四脏都有密切关系，提出"脾胃有心之脾胃，肺之脾胃，肝之脾胃，肾之脾胃。"在治疗上，对于养胃阴一说阐述精详，并主张"认清门路，寒热温凉以

叶天士

治之，未可但言火能生土而用热药"。这些论点为脾胃学说增添了新的内容。他是温病学派的代表人物之一。《温热论》一书集中反映了他的学术见解。他认为温邪由口鼻侵入人体，提出"温邪上受，首先犯肺，逆传心包"，揭示了温热病的发病途径和传变规律。还总结出舌苔、牙齿和斑疹白㾦色泽等变化与温病病情的关系，发展了温病的诊断方法。并根据温病的变化过程，提出"卫之后，方言气，营之后，方言血"以及"在卫汗之可也，到气才可清气，入营犹可透热转气，入血就恐耗血动血，直须凉血散血"的辨证施治纲领，从而使温病学有了较为完整的理论。后来，吴鞠通所写的《温病条辨》采录了他的大部分理论和经验。

他毕生忙于诊务，著作很少，现传的《温热论》《临证指南医案》《叶氏存真》和《未刻叶氏医案》等，都是其门人根据他的口授或临床实践中的笔记编辑整理而成。而《医

效秘传》《叶氏女科证治》《本草经解》等，一般认为是后人伪托的。

徐大椿

徐大椿（1693～1771）是清代医学家。原名徐大业，字灵胎，人称徐灵胎，晚号洄溪老人。江苏吴江人。行医50余年，主张注重经典医著，并能糅合刘河间、李东垣、朱丹溪、张景岳各家学说，结合临证经验，发挥己见，以自立其说。生平著作甚丰，主要有《医学源流论》《医贯砭》《慎疾刍言》《兰台轨范》等，后世刊有《徐灵胎医学全书》多种。

徐大椿家世习儒，其祖父在清康熙时以翰林纂修《明史》，父亦通文学。其少承家学，于诗词音律、拳术击技，无不通晓，后因家人有误于医，始习医学，年二十从学于周意庭。

学术上，他主张研究医学应该从源到流，首先熟读《内经》《神农本草经》《伤寒论》和《金匮要略》等经典医著，

继而博览群书，以广见识，取长补短，不落入窠臼。对于当
时医学界中的温补风气，极力反对，认为临证应根据病人的
不同体质、不同病因和不同的受病部位，精确地进行辨证论
治，并且还须熟练地掌握理法方药的运用方法。而《内经》
的辨证实质，首先在于了解病人的爱恶喜乐、体质强弱以及
生长生活条件等情况，才能免致主观偏见之弊。疾病的发生，
必先有致病病因，而后多病的部位可以寻求。用药配方既要
有法度，又不能胶柱鼓瑟，还可用针灸、熨浴、按摩等多种
方法配合，以收到良好效果。在研读《伤寒论》中，指出该
书原为救误之书，当时随证立方，并无定序，主张不以六经
分类，使方以类从，证随方见，可按证索方，不必循经求证，

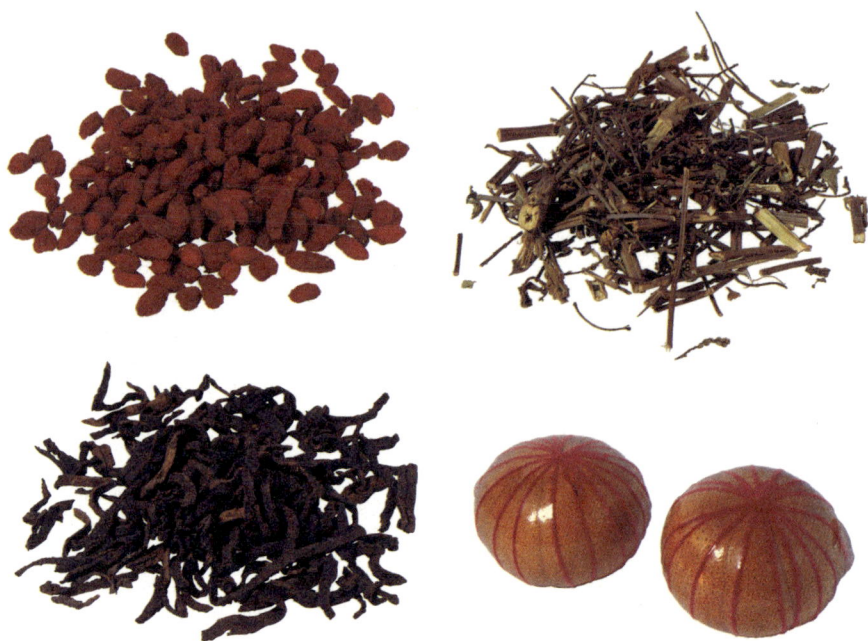

对发挥伤寒学说起了一定的作用。但有时遵古太甚，对《医贯》一书的批判也失之偏激，是其学术上的不足之处。

吴鞠通

吴鞠通（1758～1836）是清代温病学家，温病学派奠基人之一。原名吴瑭，字鞠通。江苏淮阴人。一生经历过多次瘟疫流行，其父也死于温病，因而毕生致力于温热病的研究，认为吴又可的《温疫论》议论宏阔，但治法支离驳杂；认为叶天士持论平和，立法精细，但只有医案散见于杂病之中，人多忽视而不深究。遂在叶天士卫气营血辨证及薛雪《湿热条辨》的基础上著《温病条辨》（1798），总结出温病的三焦辨证大法。该书在论温病的病机、辨证、论治、方药等方面都自成一家。其"上焦篇"有辛凉平剂、辛凉轻剂、辛凉重剂之分；"中焦篇"有脾阳、脾阴和胃阳、胃阴之辨，其中治胃阳胃阴的五承气汤颇为后世称誉；"下焦篇"确立了养阴清热十法，有养而涩者、养而镇者、养而潜者、养而济者、养而润者、养而清者等。他善于总结他人经验，所拟桑菊饮、清宫汤等方剂，仍为现代所常用。他治杂病的经验，集于《吴鞠通先生医案》（1798）之中，特点是临证善于根据具体情况变通使用经方。此外，他还著有《医医病书》（1798）。

王清任

王清任（1768～1831）是清代医学家。字勋臣。直隶玉田（今河北玉田）鸦鸿桥人。出身武庠生，捐资得千总衔。精于医术，嘉庆、道光年间，名噪京师。他强调医学要了解人体脏腑，否则"本源一错，万虑皆失"。主张著书立说必亲临其症，反对脱离实际和徒具虚名。他发现古书记述的脏腑存在许多谬误，"尝有更正之心，而无脏腑之见"。30岁时（1797），他在滦州（今河北唐山）稻地镇一义冢，连续10天观察了30余具小儿尸体，后又在奉天（今辽宁沈阳）和北京先后3次亲临刑场，观察尸体。经过 42 年的不懈努力，他把所了解的人体内脏绘成亲见改正脏腑图 42 幅，连同其他医论，于 1830 年著成《医林改错》2 卷。英国人德员曾把是书上卷一部分译成英文，刊登于 1893 年和 1894 年《博医会报》。

王清任在对解剖学和某些生理功能的认识，以及气血的理论和临床实践经验方面，都比前人有新的发现和创造。在解剖学方面，他发现了许多前人没有记述过的重要器官，如主要动、静脉血管的形状和解剖位置。他指出肺脏是两叶，并看到气管、支气管、细支气管等。还指出肝有四叶，胆腑于肝右第二叶；其他如胰脏、胰管、胆囊管、幽门括约肌、肠系膜等，大都与现代解剖基本符合。他纠正和批判了前人关于脏腑的一些错误论述，如"脾闻声则动""肺中有二十四孔""肝居于左"等，并对三焦和心包络提出了怀疑。在李时珍、金声、汪昂关于脑的论述基础上，他进一步阐发了人的"灵机记性不在心在脑"的主张，认为耳、目、鼻、舌等的功能都与脑相关。

王清任论病立方也多独见，认为元气是人体活动的源泉，强调气血相关的重要性，指出："元气既虚，必不能达于血管，血管无气，必停留而瘀。"因而在立法处方中提出补气活血和逐瘀活血两个治则，并主张应根据瘀血的不同部位而立方。他在《医林改错》中根据自己对于气血的认识和解剖学的观察，创新方 31 首，化裁前人妇产方 2 首。这些方剂中具有"活血逐瘀"作用的占 22 首。他首创解毒活血汤和急救回阳汤,治疗上吐下泻、转筋以及亡阳之症的治疗方法。他根据气血理论,否定了前人关于半身不遂是风火湿痰引起、痘疮由胎毒所致的说法。尽管他的解剖观察和论述存在谬误,但在中国医学史上仍不失为具有实践和创新精神的医学家。

张锡纯

张锡纯(1860 ～ 1933)是中国近现代医学家,中西医汇通派代表人物之一。字寿甫。河北盐山人。自幼习四书五经,青年时才开始学习中医学。其时正值清末,西医学已在中国迅速传播。他比较中西医学,认为各有长短,因而自 30 岁后又自学西医,试图吸收西医长处以补中医的不足。中华民国初年,应德州驻军统领聘请,在该军任军医正数年,后又返回医界。1918 年在沈阳创办立达中医院,自任院长。1928 年后定居天津,曾办国医函授学校。著有《医学衷中参西录》30 卷。

张锡纯治学主张以中医为主体，取西医之长补中医之短，倡导"衷中参西"。在临床实践中将中西药并用时，认为西药治标，以中药治本，则奏效必捷。在理论上，常将中医藏象学说与西医解剖生理互证，力图沟通中西医，如认为《内经》所述厥证即西人所谓脑充血等。此外，他临证讲究详细记录病情，用药讲求实效，创制的许多新方如镇肝熄风汤等，多为后人所喜用。在施治上主张脾阳与胃阳并重，升降兼施。对大气下陷之喘、寒饮结胸、气郁诸证治疗亦多灼见。

张锡纯虽然在中西医汇通方面做了沟通，但不少内容有牵强附会之处，因此后世褒贬不一。

张元素

张元素（约 1151～1234）是金代医学家。字洁古，故世称张洁古。易州（今河北易县）人。

张元素因提出"古方今病不相能也",揭开了医家学术争鸣的序幕,创立"易水学派"。他幼年习儒,年8岁即已应试童子举;27岁时,参与试考经义进士落第,遂弃儒学医。他学习刻苦勤奋,矢志于医药,尤精于《内经》《难经》及仲景学说。行医初不知名,恰值刘河间患伤寒,服他的方药而愈,遂医名大显。

在学术上,张元素是一位革新派,重视《内经》的运气学说,但学得灵活,注意将运气学说与临床密切结合。他疗疾主张化裁古方、创用新方。据《金史》记载:"平素治病不用古方,其说曰运气不齐,古方今病不相能也。"此说法对后世医家学术临证有甚多启迪。在金元医学家中,张元素的"易水学派"与刘河间的"河间学派"分庭抗礼,各具特色。现流传于世影响较大的论著有《医学启源》(3卷)、《洁古珍珠囊》《洁古注叔和脉诀》《洁古家珍》等。佚失不传的著作有《药注难经》《产育保生方》《医方》《洁古本草》等。

他的《医学启源》,立论宗《内经》为本,旁参诸家学说以阐述阴阳、脏腑、脉证、运气、主病、用药等内容。析证简要,方治较有特色。他的《洁古珍珠囊》以脏腑经络辨证为基础,将药物归经重予考订,在药学理论结合临床方面有新思维。故李时珍在《本草纲目》中赞誉他"辨药性之气味、阴阳厚薄、升降浮沉、补泻六气、十二经及随证用药之法……大扬医理。"其子张璧（云岐子）传承家业，亦以医显；徒弟中则以李东垣、王好古最为知名。

庞安时

庞安时（约 1042～1099）是北宋著名医家。字安常，自号蕲水道人。蕲州蕲水（今湖北浠水）人。

黄庭坚在《伤寒总病论·序》中称庞安时少年时"斗鸡走狗，蹴鞠击球，少年豪纵事无所不为"，中年开始"乃屏绝戏弄，闭门读书。自神农、黄帝经方，扁鹊八十一难经、灵枢、甲乙，葛洪所综缉百家之言，无不贯穿……每用以视病，如是而生，如是而不治，几乎十全矣。"庞安时对各家经典融会贯通，医术高超，编写的《伤寒总病论》在阐发张仲景《伤寒论》的理论基础上有独到见解。全书共 6 卷，前 3 卷论述伤寒类六经病证，后 3 卷主要论述暑病、时行寒疫、斑痘疮、天行温病等病证；书中上承《黄帝内经》《难经》等，旁涉诸家，参以自己临床经验，在每证之下有论有方，并对《伤寒论》做了较多补充和发挥。庞安时尤其对温病有所研究，明确提出伤寒与温病虽同为外感病，但病因、发病、证候、治疗均有不同，应分而治之。庞安时在继承前人对温病认识的基础上，从病因上将温病分为伏气温病和天行温病，认为天行温病是由感受"异气"而发，具有流行性和传染性，"天行之病，大则流毒天下，次则一方，次则一乡，次则偏着一家"。他将瘟疫分为青筋牵证、赤脉攒证、黄肉随证、白气狸证、黑骨温证5种证候，指出这5种病证是"阴阳毒气致病"，并给出辟温疫方予以防治，为后世温病理论的形成和发展奠定了基础。

庞安时不仅医术高超，医德亦十分高尚。《宋史·庞安时传》记载："为人治病，率十愈八九。踵门求诊者，为辟邸舍居之，亲视餰粥药物，必愈而后遣……活人无数。病家持金帛来谢，不尽取也。"他不仅为患者治病，还为患者提供食宿，亲自调理粥饭、药物，待患者痊愈后送返。

此外，庞安时还著有《难经辨》《本草补遗》等书，均已遗失。

董奉

董奉（2～3世纪）是汉代医学家。字君异。侯官（今福建闽侯）人。

董奉以精良医术和高尚医德修养著名于世，与华佗、张仲景齐名，被誉为"建安三神医"。《三国志·士燮传》称："燮尝病死，已三日，仙人董奉以一丸药与服……食顷，即开目动手，颜色渐复，半日能起坐，四日复能语，遂复常。"董奉后隐居于庐山，为人治病不取报酬。只要求重病者治愈后，栽种杏树五株；轻病者病愈后，于其居处，栽杏树一株。如此数年，其房前屋后杏树郁然成林。每年春天杏花开放时一片花海，夏秋则硕果累累，但求货杏者，以谷为酬，所得谷除自己食用外，全用于接济贫困。由此，世人以"杏林"誉医，用"杏林春暖""春满杏林"表彰医学家术精德尚，典故即源于此。

徐之才

徐之才（505～572）是北齐时期著名医学家。字士茂，祖籍东莞姑幕（治今山东诸城），自高祖徐秋夫起移居丹阳（治今属江苏）。

徐之才出身于中医世家，父亲徐雄亦为当地名医。徐之才5岁诵《孝经》，8岁通《论语》，13岁招为太学士，彭城名士刘孝绰、河东裴子野十分感叹其才华，曰："此神童也。"

徐之才聪颖机智，口才雄辩过人，个性幽默兼有谶纬之能，留有"千人逐兔，一人得之"的名言，帮助北齐文宣皇帝成功登基。根据学者考证，徐之才曾在洛阳、昌安、池阳、赵州、越州、西兖州、南兖州、兖州等地区做官行医；他一生历经南梁、北魏、东魏、北齐四朝，先后侍奉过多位皇帝及后宫嫔妃，官至尚书之职，是历史上唯一集"良相"与"良医"于一身的医学理论家与实践家。

　　徐之才著作颇丰。北齐武平二年（571）被封为西阳郡王，故被称为徐王。徐之才为徐氏家传第8代名医，著作有《徐王八代家传效验方》10卷，《徐王方》5卷，《徐氏家秘方》2卷，可惜已佚。《备急千金要方》卷二中载有"徐之才逐月养胎方"，表明其开创了五脏逐月养胎的先河；徐之才另著有《药对》一书，为专门阐述药物配伍的专著，虽散佚，但现有尚志钧的辑佚本《徐之才药对》可供参阅。

　　中国历史学家赵万里在《汉魏南北朝墓志集释》中评价徐之才："几不知之才为扁、张之俦矣。"将他与扁鹊和张仲景相提并论，足见徐之才在中国医学发展史中的地位与作用。

陈修园

　　陈修园（1753～1823）是清代医学家。名陈念祖，字修园，又字良有，号慎斋。福建长乐人。陈修园在医学普及上做出很大贡献，也因尊经泥古而遭后人非议。他祖父为儒医，少孤贫，攻举子业，并跟从祖父习医，曾拜泉州名医蔡铭庄为师。乾隆五十八年（1793）中举人，旅居京城，因治愈一中风偏瘫病人，誉满京师。后在威县（今属河北）等地为官，闲暇时救治疫疾。嘉庆二十四年（1819）以病告归，在长乐嵩山井山草堂讲学，著述甚丰。

陈修园治学，首重张仲景，曾著有《伤寒论浅注》6卷、《长沙方歌括》6卷、《伤寒真方歌括》6卷、《伤寒医诀串解》6卷、《金匮要略浅注》10卷、《金匮方歌括》6卷等。受张志聪影响，他在伤寒学派之争中，过于遵古，极力反对方有执、喻嘉言的《伤寒论》"错简"说，认为经王叔和重新编次、成无己注解的《伤寒论》已把仲景学说完整地流传了下来，不能随便取舍，任意改动，从而被认为是维护旧论派的中坚力量。他的主要成就体现于《医学实在易》8卷、《时方妙用》4卷、《时方歌括》2卷、《医学从众录》8卷、《医学三字经》4卷等书中。这些书深入浅出，通俗易懂，且多从临证需要出发，切于实用，为后人所喜用，对医学普及起了很大的推动作用。他另著有《灵素节要浅注》12卷、《女科要旨》4卷、《神农本草经读》2卷、《十药神书注解》1卷、《景岳新方砭》4卷。上述书合刊后称《南雅堂医书全集》，又名《陈修园医书十六种》。而《陈修园医书》22种、60种、70种、72种等多种刊本，系书商掺和其他医家著作，合刊之丛书。

王孟英

王孟英（1808～1868）是清代温病医学家。名王士雄，字孟英，号潜斋，又号半痴山人、随息居士，晚号梦隐。

盐官（今浙江海宁市）人，徙居钱塘。王孟英四代世医，其曾祖王学权为中西医汇通学派奠基人之一，著有《重庆堂随笔》。王孟英14岁丧父，境况凄凉，20余岁时至婺州（今浙江金华市）佐理盐业。他曾患天花，几乎丧命，其爱女也死于霍乱，故刻苦自励、博览群书，曾游学江浙，继承家学。他亲身经历多次霍乱等瘟疫流行，积累了丰富的临床经验，与叶天士、薛雪、吴鞠通并称温病学鼎盛时期之四大家。他著述甚丰，代表作为《温热经纬》5卷、《霍乱论》3卷和《王氏医案》，其次有《随息居饮食谱》《潜斋医话》《潜斋医书三种》《潜斋医学丛书五种》等。他还编有《潜斋医学丛书八种》《潜斋医学丛书十四种》等。他的医书后来被收入《中国医学大成》《珍本医书集成》《三三医书》及《陈修园医书七十二种》等丛书而广为流传。

王孟英对霍乱颇具卓见，提出霍乱有时疫霍乱和非时疫霍乱之分，并强调指出时疫霍乱的病因如果是"饮水恶浊""室庐稠密、人烟繁萃"，则有强烈传染性，能迅速造成流行。对于预防霍乱，他主张"疏浚河道、广凿井泉，毋使饮浊"。他将时疫霍乱分为热霍乱与湿霍乱两种证型，自拟蚕矢汤与黄芩定乱汤施于临证，救活很多人。他还针对明代以来所流行的暑分阳暑阴暑之说提出异议，明确指出暑为火热，只能是阳邪。他所著的《温热经纬》，以《内经》《伤寒论》《金匮要略》为经，以叶天士、薛雪、陈平伯、余霖之作为纬，旁引吴鞠通、华岫云、章楠之著为佐证。他本人的注释发挥亦极丰富，实为淹贯众长、立论公正，不妄取舍而集温病学大成之作，对温病学有较大贡献。

马培之

马培之（1820～1903）是清代医学家，是孟河医派代表人物之一。名文植，字培之，晚号退叟。江苏武进孟河镇人。被誉为"江南第一圣手"。

马培之对中医各科颇有研究，尤以外科见长。其祖上自明朝马院判起即世代行医，马培之自幼随其祖父马省三学医，共16年，也曾学医于同乡名医费伯雄，后研习王九峰、费伯雄等医家之说，融会贯通。学术上他推崇王洪绪全生派，同时吸收陈实功正宗派之精华而多有发明，他主张"凡业疡科者，必须先究内科"。

马培之本姓蒋，因其祖先学医于马氏，遂从马姓。他为翰林院编修余鉴及著名学者俞樾治病的经历，使其医名更胜。经江苏巡抚吴元炳推荐，马培之于光绪六年（1880）入京为慈禧太后治病。太后病愈之后，马培之因故托病回家，慈禧且赐有匾额，由此名震大江南北，人称"徵君"。马培之门生甚众，比较著名的传人有巢渭芳、丁甘仁、邓星伯、马伯藩、贺继衡等。主要著作有《外科传薪集》《青囊秘传》等。关于外科手术问题，他曾强调："刀针有当用，有不当用，有不能不用之别。如谓一概禁之，非正治也。"王洪绪在《外科证治全生集》中公然批判宗于明代陈实功的外科家"尽属刽徒"，认为"病人何能堪此极刑"，马培之对此进行了批评，使脓肿切开、引流等外科手术得以正常发展，并对《外科证治全生集》作评注、补充及修正，对后世影响较深。另有其门人整理的《马培之医案》刊行于世。

唐容川

唐容川（1847～1897）是清代医学家。中西医汇通学派早期代表人物之一。名唐宗海，字容川。四川彭县（今彭州市）人。

　　唐容川年少习儒，光绪十五年（1889）举进士，授礼部主事。中年喜好医学，主张"好古而不迷信古人，博学而能取长舍短。"他受当时日渐盛行的西洋医学影响，从维护中医的愿望出发，试图进行中西汇通，以证明中医并非不科学，从而成为中国早期中西医汇通学派代表人物。他著有《中西汇通医经精义》2 卷，认为西医长于"形迹"，中医长于"气化"，中西医各有短长，主张"损益乎古今""参酌乎中外"，并试图用西医解剖、生理等知识来印证中医理论，对此后中西医汇通论者影响较大。他重视气血说，著有《血证论》8 卷，受杨西山《失血大法》的影响，讨论气血水火关系及血证与脏腑、脉证死生、用药宜禁等问题。他对血证的论治有独到之处，提倡止血、消瘀、宁血、补血四大治疗血证的原则，较为实用。另有《本草问答》2 卷，议及本草学理论，比较中西药学之异同与短长；《金匮要略浅注补正》9 卷和《伤寒论浅注补正》7 卷则是对陈修园《金匮要略浅注》和《伤寒论浅注》两书的删补、正误，并合中西医之说而成。以上五书合称《中西汇通医书五种》。唐容川在维护中医、接受西学的同时，又表现出某些尊古的倾向，认为宋元以后的医学水平不如《伤寒论》以前。

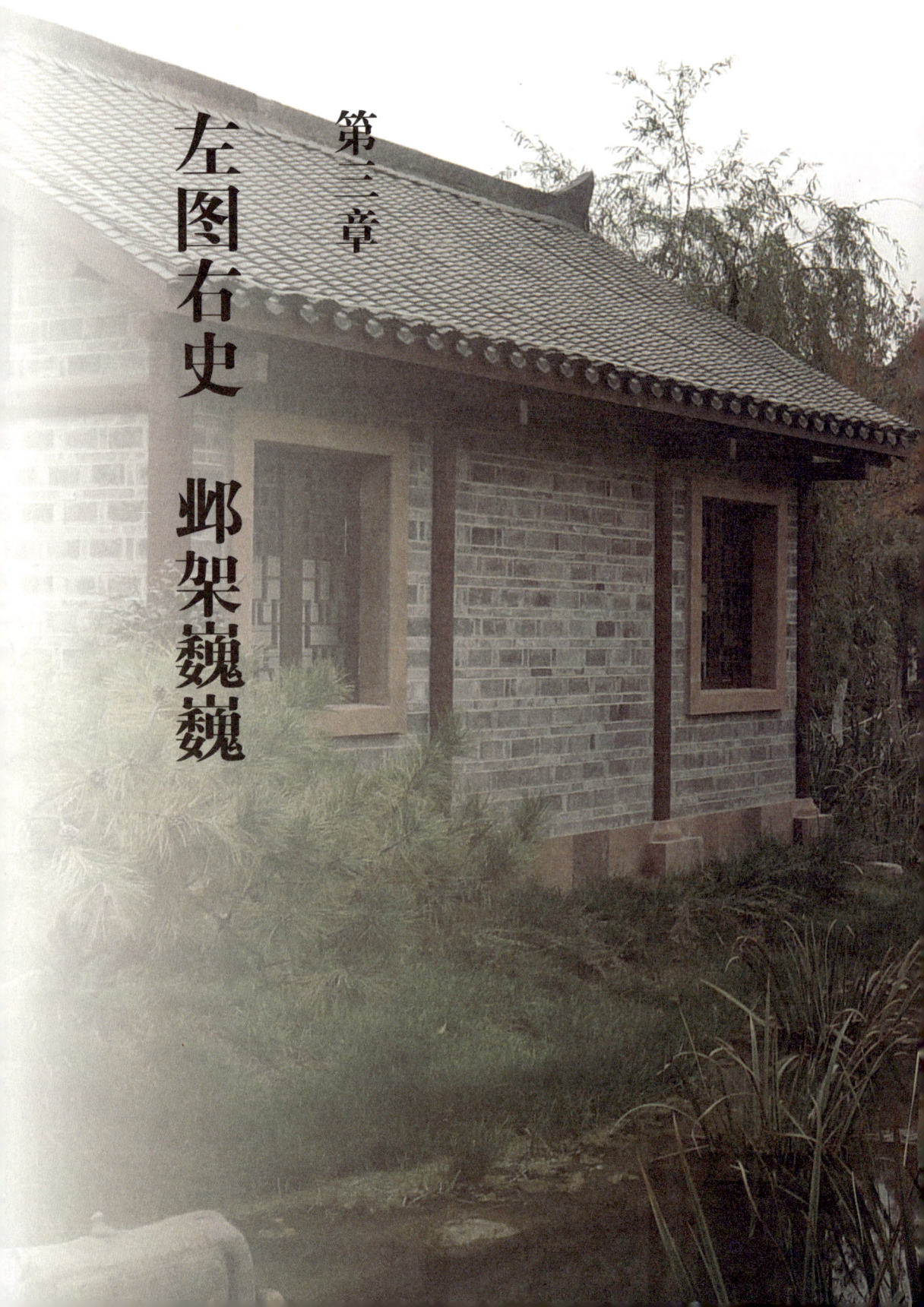

第二章

左图右史　邺架巍巍

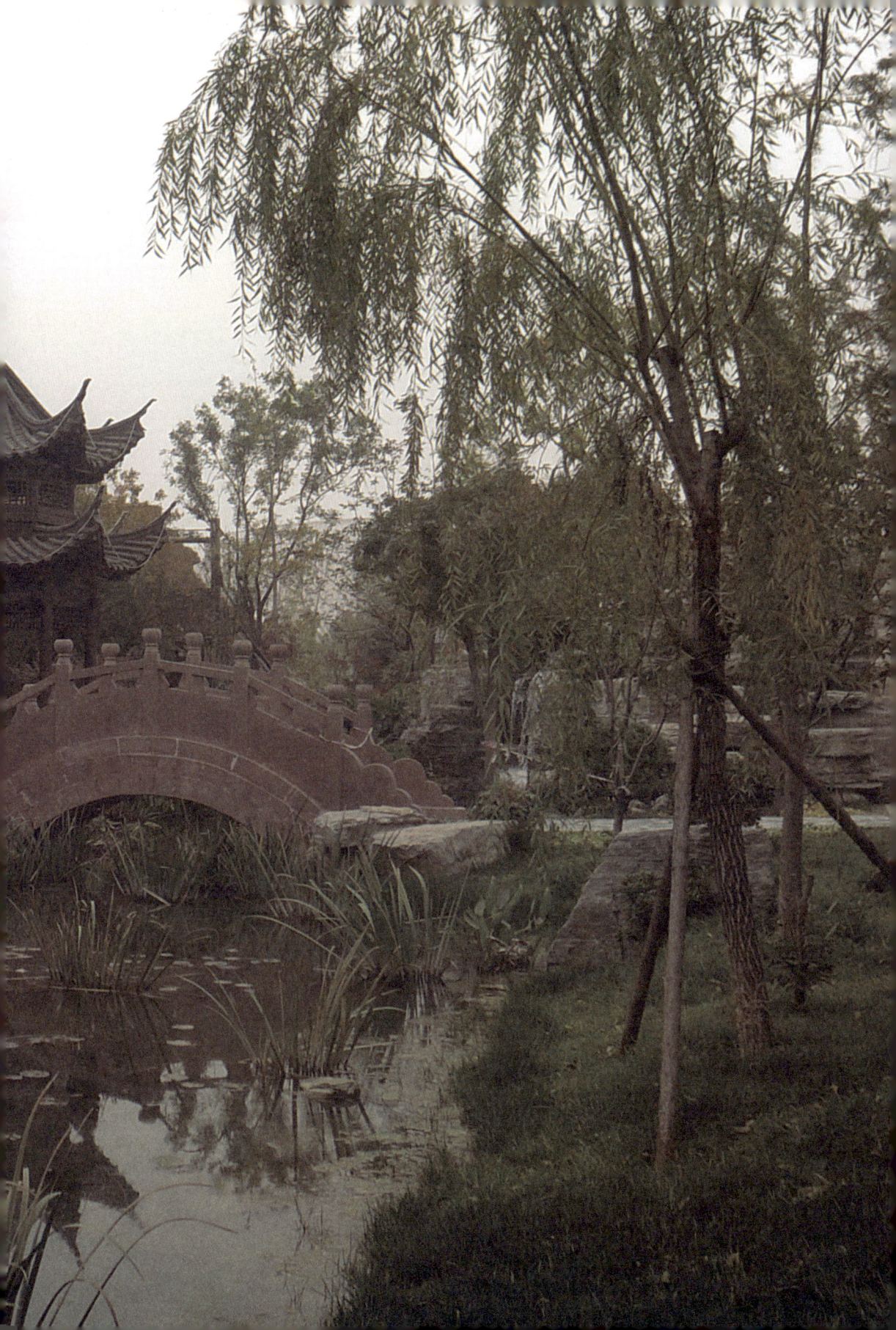

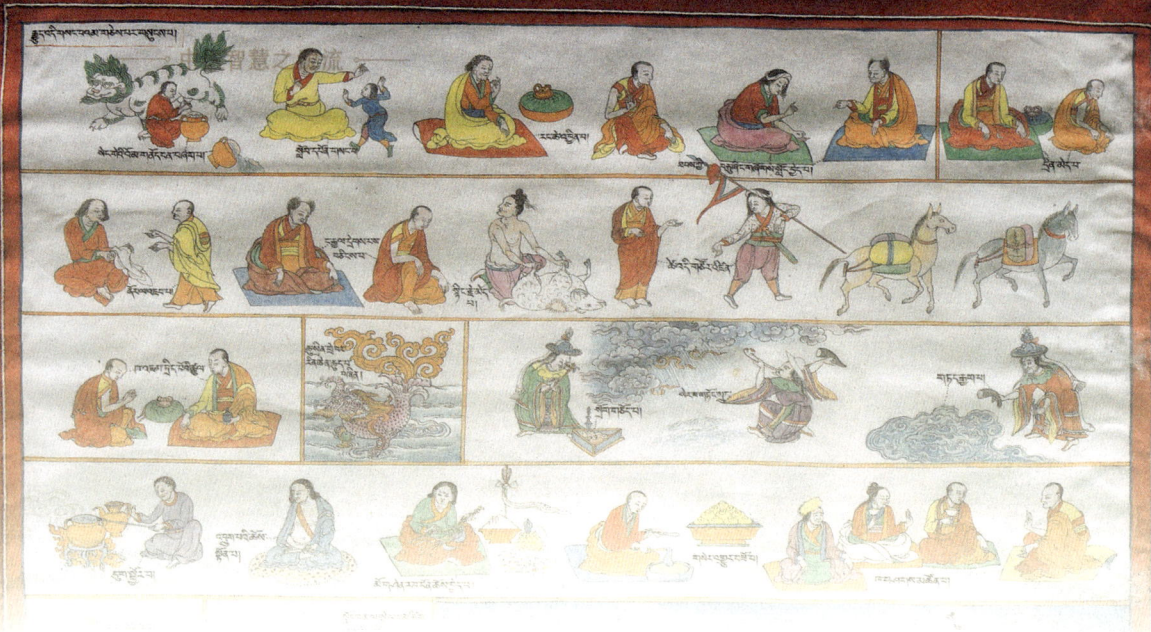

医书

***

《黄帝内经》

中医学奠基之作，现存最早的中医理论经典著作。简称《内经》。共18卷，162篇。由《素问》与《灵枢》（又名《灵枢经》）各9卷组成。《黄帝内经》之书名，最早见于刘向《七略》和班固《汉书·艺文志》。这是一部托名"黄帝"的著作，撰者已难以稽考。明代医学家吕复认为此书"观其意旨，殆非一时之言；及其撰述，亦非一人之手"，这个见解为后世医家所广泛认可。至于著述年代则有几种说法，多数学者认为，此书的基本内容写成于战国后期；迄于汉代，陆续有所补订。而《素问》所佚缺之《天元纪大论》《五常政大论》等 7 篇大论，系在唐代王冰注释《黄帝内经·素问》时予以补入，补入后成为唐以后所见之全帙。

关于《内经》之书名，明代张景岳认为："内者，性命之道；经者，载道之书。平素所讲问，是谓《素问》。"对于《灵枢》的涵义，他认为此书所论为"神灵之枢要"，显示其重要性。对此，其他一些著作也有类似的释文。如明代吴昆说："五内阴阳，谓之内；万世宗法，谓之经。"明代马莳认为《素问》系黄帝与岐伯、鬼臾区等六臣"平素问答之书"。也有人认为《内经》书名别无深意，《汉书·艺文志》另有《外经》书名（书已佚），内与外只是区别相对而言。

《内经》论述丰富，范围很广，全面而突出地反映了当时的医学内容已趋于系统、成熟。医药之外，涉及的学科也很多。大凡天文、历法、物候、地理、气象等均有高水平的论述，并能以朴素的唯物主义观点和较为科学的逻辑思维阐析各类医学问题。

《素问》自"上古天真论""四气调神篇"至"解精微论"共 81 篇，《灵枢》自"九针十二原""本输"至"痈疽"篇亦为 81 篇，内容大致包括摄生（养生、预防）、阴阳、藏象（脏腑之生理、病理反映，并包括五脏六腑、"奇恒之腑"之功能）、经络（十二经、奇经八脉）、论治（包括治则和治法，

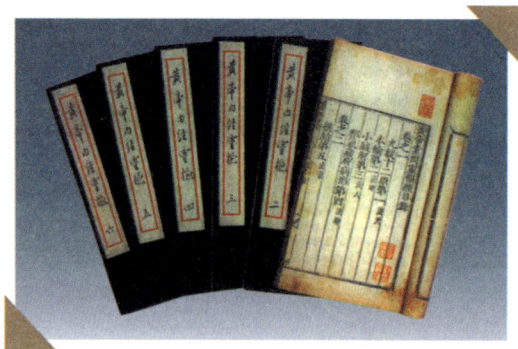

《黄帝内经灵枢》

治法如针、砭、灸、汤药、药酒、按摩、温熨及贴药等外法）、药性理论、运气学说等。这些论述，不仅奠定了中医学理论基础，对后世临床医学的发展也起到关键的作用。此书从总体上反映自战国到秦汉这一历史时期众多的医家所积累和总结的学术经验，反映了时代的医学水平。《内经》所贯穿的统一整体观、发展变化观和恒动观等具有朴素唯物论和辩证法观点的学术思想，构成了中医学的特色。

《内经》的版本很多，现存最早为元刻本，另有宋刻、明刻互配本、明清刻本及日本刻木等。《素问》（王冰注本）有明代嘉靖年间翻宋刻本、《四库丛刊》本等；《灵枢》有元刊本（残本）、明清刻本（以明赵府居敬堂刻本尤为著名）等。中华人民共和国成立后，《内经》之《素问》《灵枢》曾多次出版影印本和排印本；另有注本、语译本和校释本。

《素问》和《灵枢》的注本很多。《素问》首注本为南朝时梁齐间的全元起之《内经训解》，惜已散佚不存。唐代王冰吸取全氏注文结合个人心得，将《素问》予以次注，并补入有关运气论述为主的七篇大论，是为现存最早之全注本。《灵枢》首注本则为明代马莳所编《灵枢注证发微》（1580）。现将历代医家从不同角度注释、研究《内经》较有成就及其著作（现存本者）简列于下：①校勘《内经》，主要有宋代林亿《新校正》，清代胡澍《素问校义》、俞樾《读书余录》、顾观光《素问校勘记》《灵枢校勘记》、沈祖绵《读素问臆断》、冯承熙《校余偶识》、江有诰《先秦韵读》等。②注释《内经》，如唐代王冰《黄帝内经素问》，明代吴昆《素问吴注》、马莳《素问注证发微》《灵枢注证发微》，清代张志聪《素问集注》《灵枢集注》、高世栻《素问直解》、张琦《素问释义》等。③分类研究《内经》，如隋唐之际杨上善《黄帝内经太素》（兼注释），元代滑寿《读素问钞》，明代张景岳《类经》（兼注释）、《类经图翼》《类经附翼》、李中梓《内经知要》，清代汪昂《素问灵枢类纂约注》、沈又彭《医经读》、黄元御《素问悬解》等。④专题发挥《内经》，如《难经》，晋代皇甫谧《针灸甲乙经》，宋代骆龙吉《内经拾遗方论》、刘温舒《素问入式运气论奥》，金代刘河间《宣明论方》《素问病机气宜保命集》等。

在中国医学发展的过程中，《内经》在学术理论方面起到无可争议的骨干作用，并有十分深广的国际影响。在古代，日本、朝鲜、越南等国均将《内经》作为主要的医学经典著作。日本最早的医事法令"大宝令"中就将《素问》《黄帝针经》（即《灵枢》）列入医学生必读书目。直到现在，日本还保存有 1699 年竹中通庵集注的《素问要谱》（9 卷）、《灵枢要谱》（8 卷）；1854 年喜多村直宽所注《黄帝内经讲义》（12 卷）、1806 年丹波元简的《素问识》《灵枢识》及 1846 年丹波元坚的《素问绍识》等，均有较高的学术水平。朝鲜于 1291 年曾派使者来华送还若干种古医书，其中就有《黄帝针经》《黄帝太素》等。1136 年颁布医事制度，亦将《素问》《针经》列入必修书目。越南黎有卓所撰《海上医宗心领全帙》，刊于 1879～1885 年，也是节录、注释《内经》的综合性医学著作。近现代欧美国家已有《内经》部分卷、篇之译作，并开始重视对此书的理论研究。

《难经》

早期中医理论著作。一名《黄帝八十一难经》。《隋书·经籍志》著录为 2 卷，后世或分为 3 卷、5 卷不等。隋以前托名黄帝撰，唐以后则多题为扁鹊（秦越人）撰，然实际上作者不明。约成书于东汉以前，一说在秦汉之际。该书采用"问难"的形式，设 81 问，以解疑释难，故名《难经》。书中经常引用"经言"，据考是指《素问》《灵枢》二经，其中又以引用《灵枢》之言居多。该书的内容较《内经》更为贴合临床医疗，这表现在较少讨论人体发育、阴阳五行、天人相应等理论问题，而是致力于突出解决与临床诊察治疗紧密相关的一些学术难点。

全书主要内容大致为：1～22 难论脉诊，23～29 难论经络，30～47 难论脏腑，48～61 难论病证，62～68 难论腧穴，69～81 难论针法。在以上内容中，又以论脉最有特色。该书明确指出"独取寸口"，从而简化了在《内经》中多见的遍身诊脉法，这种单纯以寸口脉（桡动脉近腕处）作为切脉部位的做法一直沿用至今。在寸口脉中，该书又分寸关尺，即以"关"（约为桡骨茎突相对应的位置）为界，将寸口脉分为前（寸）、后（尺）两部分，并以之与人体脏腑相对应。这种切脉分部法与《内经》的三部九候法相比，更为简洁易行，从而促进了中医的诊断技术的发展。在该书影响下，晋代王叔和写出了《脉经》。此外，书中对命门和三焦有新的学术见解，成为后世探讨中医生理解剖问题的热门论题之一。该书还论及七冲门（消化道的七个冲要部位）和八会（即脏、腑、筋、髓、血、骨、脉、气等精气会聚之处，也是针灸疗法中的八个要穴）等名目，丰富和发展了中医的基本理论体系。书中论及的许多病因、病证以及治法，很受后世医家的关注。例如该书明确提出："伤寒有五，有中风，有伤寒，有湿温，有热病，有温病，其所苦各不同。"这就为后世温病的研究提供了重要的理论依据。

该书文字简要，内容又切于实用，因此，它的学术地位很高，被后世作为可以和《内经》并提的经典医著。后世对该书的研究甚多。宋以前的主要注家就有三国时东吴的吕广，唐代的杨玄操，宋代的丁德用、虞庶、杨子建等。北宋校正医书局校正刊行了《难经》，使之有了完好的定本，加速了它的传播。宋以后注解诠释《难经》的著作层出不穷。其中元代滑寿的《难经本义》，不仅有校勘注释，而且续有发挥和补正；明代王九思《难经集注》（原题宋王惟一撰）汇集诸家注解，甚有益于研究该书。明清时期，各种通俗讲解或图解《难经》的著作不断出现，以明代熊宗立《勿听子俗解八十一难经》、张世贤《图注八十一难经》流传较广。此外，清代徐大椿《难经经释》、黄元御《难经悬解》等书，也都各有特

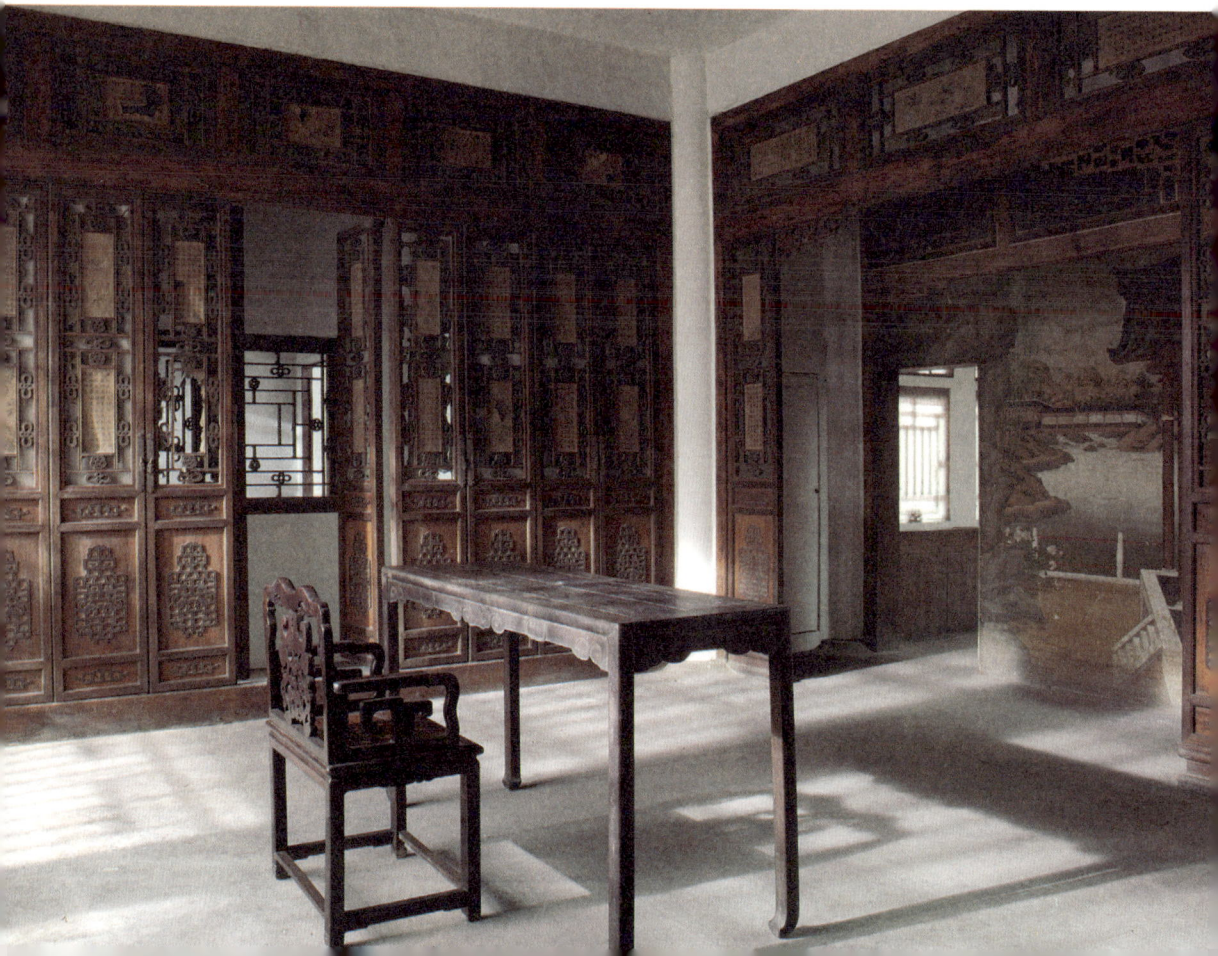

色。日本丹波元胤的《难经疏证》无论在该书的源流探讨还是内容疏证方面都有精要的见解。历代《难经》注释之作进一步使该书在指导中医临床诊治中发挥了巨大的作用。

《神农本草经》

现存最早的中药经典著作。又称《神农本草》，简称《本草经》《本经》。撰者托名神农（中国远古传说中尝百草鉴定药物的人物）。最先著录于梁代阮孝绪《七录》。成书年代有先秦、两汉、六朝诸说。现一般认为其主体约形成于西汉，又经东汉医药学家修润增补。梁代陶弘景曾予整理。原书唐初已散失，现存者多为明末以后的辑佚本。佚文主要来自《证类本草》等药书，少量辑自《太平御览》等非医药书。

全书分3（或4）卷，载药365种（植物药252种，动物药67种、矿物药46种）。序例（或序录）或成1卷，即总论，归纳为13条药学理论原则。先将药物分为3类，上品120种为君，无毒，主养命，可久服；中品120种为臣，主养性，无毒或有毒，多为补养兼有攻治疾病之效；下品125种为佐使，多有毒，不可久服，多为除寒热，破积聚的药物，主治病。又论述药物"君、臣、佐、使"的配伍原则、七情、四气五味、采收、调剂、用法等。文字简练古朴，成为中药理论的精髓。各论3卷，按上、中、下品分别记述药物的名称、性味、有毒无毒、功效主治、别名、生长环境或产地等。

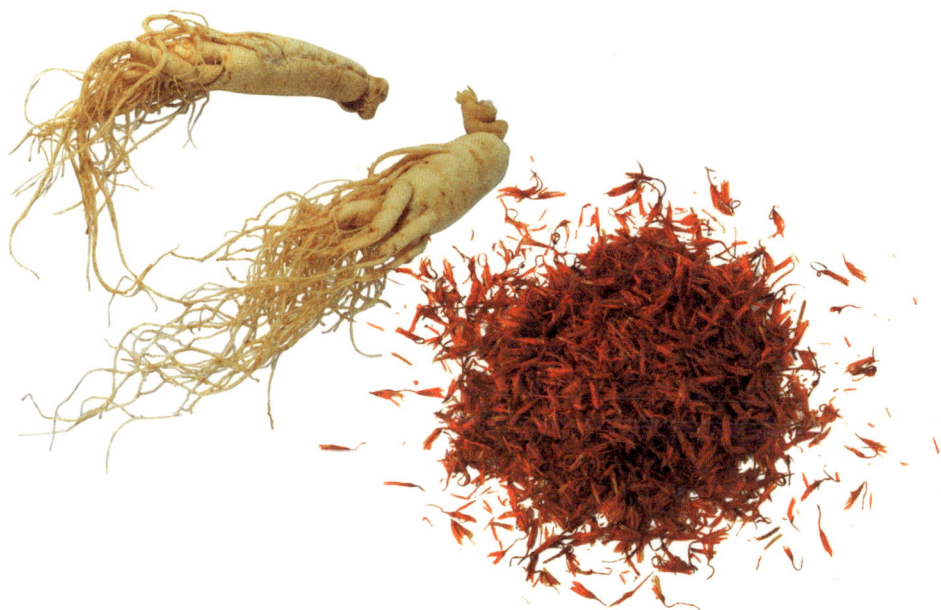

其中上品如人参、阿胶、雄黄；中品如鹿茸、红花、石膏；下品如附子、大黄；书中有 200 多味药至今常用。

　　该书是中国早期临床用药经验的第一次大总结，被奉为中药学经典但书中亦有限于时代局限性的内容。该书将药物分为上、中、下三品，每品中又将矿物药置于前列，认为雄黄、水银等剧毒药为上品，可以久服并保"不老延年"。另外，对药物的具体产地、采收时月、炮制方法、品种鉴定等很少涉及。

　　《本草经》对后世本草学影响很大，《名医别录》《本草经集注》等即以此为基础发展而成。将药物以上、中、下三品作为分类法，虽然在《本草经集注》中已退居次要地位，但在明以前许多重要本草中，可常在药名下注明它的三品分类位置。

《本草经》今有辑本 14 种，常用且较好者如清代孙星衍、孙冯翼合辑《神农本草经》3 卷（1799）、清代顾观光同名辑本 4 卷（1844）及今人尚志钧《神农本草经校点》（1983）等。

《伤寒论》

以论述伤寒热病为主的奠基性中医临床经典著作。东汉末张仲景所撰《伤寒杂病论》的组成部分之一，共 10 卷。作者原撰《伤寒杂病论》16 卷，后经晋代王叔和整理，将其中有关伤寒证治等原文重予编纂，北宋治平二年（1065）复经校正医书局孙奇、林亿等加以校订，成为当时《伤寒论》之通行本。其内容大致包括辨伤寒太阳病、阳明病、少阳病、太阴病、少阴病、厥阴病脉证并治，以及平脉法、辨脉法、伤寒例（多数学者认为这 3 篇系王叔和编写，非仲景手撰）、辨痉湿暍、辨霍乱病、辨阴阳易差后劳复脉证并治……还介绍了汗、吐、下等治法的应用范围及其禁忌。全书以辨六经病脉证和治疗为主体内容。作为临床医学典籍，《伤寒论》记述了 113 方（其中禹余粮丸单有六名，故实缺一方）。内容以六经辨证为纲，方剂辨证为法。其代表性的治疗方剂则有桂枝汤、麻黄汤、白虎汤、承气汤、理中丸、四逆汤、真武汤、乌梅丸等方，并列述了各方的方药组成、用法及主治病证。

从《伤寒杂病论》序言中可知，作者张仲景因其宗族中大半死于伤寒，遂"勤求古训，博采众方"，在诊断上融会了四诊（望、闻、问、切）、八纲（阴、阳、表、里、虚、实、寒、热），对伤寒各证型、各阶段的辨脉、审证大法和用药规律以条文的形式做了较全面的阐析。《伤寒论》运用精细的辨证思路和方法，并据较规范化的诊疗原则确立治法，这就是后世所说的"辨证论治"。这一先进的诊疗思想，成为后世学者在诊疗过程中必须遵循的诊治原则，体现了中医学具有独特而完整的医疗体系。

在治法上，此书以内服方法为主。从方药治疗的药性分析，已概括了汗、吐、下、和、温、清、补、消"八法"，或单用，或数法结合应用，或分阶段论治，方治灵活而法度谨严。张仲景所博采或个人拟制的方剂，精于选药，讲究配伍，主治明确，效验卓著，后世尊之为"经方"，誉为"众方之祖"。这些方剂经过千百年临床验证，为中医方剂治疗提供了变化、发展的基础。

《伤寒论》虽是以伤寒证治为主，但书中所贯穿的辨证论证精神以及方治中的六经大法，于各科临床均有指导意义。鉴于《伤寒论》是临床医学奠基性的名著，自刊行后流传极广，在国内外影响广泛。自宋以后，历代注释或从不同角度研究《伤寒论》的著作多不胜数（600 种左右），其中古代著名的注本如：金代成无己《注解伤寒论》（也是最早的注本），明代方有执《伤寒论条辨》、张遂辰《张卿子伤寒论》，清代喻嘉言《尚论篇》、柯韵伯《伤寒论注》、汪琥《伤寒论辨证广注》、张志聪《伤寒论集注》、张锡驹《伤寒论直解》、周扬俊《伤寒论三注》、钱潢《伤寒溯源集》、魏荔彤《伤寒论本义》、尤在泾《伤寒贯珠集》、吴谦等《订正伤寒论注》、黄元御《伤寒悬解》、陈修园《伤寒论浅注》等。研究性著作如：宋代韩祗和《伤寒微旨论》、庞安时《伤寒总病论》、朱肱《伤寒类证活人书》、许叔微《许叔微伤寒论著三种》、郭雍《伤寒补亡论》，金代成无己《伤寒明理论》、刘河间《伤寒直格》，明代陶华《伤寒六书》、戈维城《伤寒补天石》、许宏《金镜内台方议》、柯韵伯《伤寒论翼》、秦之桢《伤寒大白》、徐大椿《伤寒类方》、陈修园《伤寒医诀串解》《长沙歌括》等。有关《伤寒论》的现代注、译本，亦不下数十种，如：曹颖甫《伤寒发微》、陆渊雷《伤寒论今释》、余无言《伤寒论新义》、南京中医学院《伤寒论译释》、中医研究院《伤寒论语译》、刘渡舟等《伤寒挈要》等。此外本书还有国外译本和研究性著作，较著名的如：日本国山田正珍《伤寒论集成》、丹波元简《伤寒论辑义》、丹波元坚《伤寒论述义》等。

　　《伤寒论》刊本很多，国内现存影印本、影印明代赵开美校刻本及多种日刻本等，1949 年后多次出版影印本、排印本。

《金匮要略》

以论述内科杂病为主的奠基性中医临床经典著作，全称《金匮要略方论》，3 卷。为东汉张仲景原撰《伤寒杂病论》的组成部分之一。由于原著散佚，其古传本之一名《金匮玉函要略方》，北宋治平二年（1065）校正医书局根据翰林学士王洙在馆阁中所见此本之蠹简文字重予整理编校，取其中以"杂病"（指以内科病证为主，兼及其他科少数病证）为主的内容，略去伤寒部分，编成《金匮要略方论》。

全书共 25 篇，阐述内科等病证数十种，治疗方剂 262 首（包括附方），其编法的特点是将方剂列于病证之下，使学者在仓促之际易于检用；又选取魏晋迄北宋初一些名医、名著中散在之效方，附于有关病篇之后（分篇多以症候相关或病位、科别相近者合编于一篇中）。全书自"脏腑经络先后病脉证"至"果实菜谷禁忌并治"止。所述病证包括内科杂病方面的有：痉病、中暍、百合病、狐惑病、疟病、中风、历节、血痹、虚劳、肺痈、咳嗽上气、奔豚气、胸痹、心痛、短气、腹满、宿食、痰饮、消渴、水气、黄疸、惊悸、吐衄、下血、胸满、瘀血、呕吐哕、下痢等 40 多种常见病。诊病突出脏腑辨证，施治示后人以脉证规范。其辨证论治的思想方法，为中医内科学及其他临床学科奠定了基础。

除内科病证外，此书也兼论部分其他临床科病证的证治。妇产科如月经病、带下、妇人杂病、妊娠及产后等病证；外科如肠痈、浸淫疮等病证。此外还载述急救猝死、脏腑经络病脉、饮食宜忌、中毒等内容。仲景论病，较重视病因、病机之阐析，施调理、法、方、药之精挈合拍。书中总结了东汉以前有关杂病的丰富临床经验，为后世学者提供了辨证论治和方药配伍的基本原则。治疗部分所列述的大量实用效方，具有较高的临床价值，是作者"勤求古训，博采众方"，并在前人方治基础上所进行的总结、提高。此书不仅是内科临床工作者的必读经典，对后世各科医疗实践和方剂学的发展，也做出了重大贡献。

应予指出的是，《金匮要略》亦体现了整体观念的思想方法，并承袭了《内经》中"治未病"和"治病必求于本"的防治思想。在诊治方面，已客观地表述了"八纲"（阴、阳、表、里、虚、实、寒、热），"八法"（汗、吐、下、和、温、清、补、消）。书中虽以内服方法为主，也记述了内容丰富的多种外治法，其中包括用人工呼吸配合运动肢体等其他急救

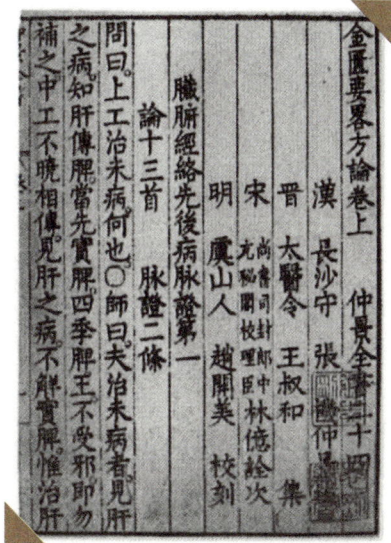

《金匮要略》

措施抢救"自缢"。

《金匮要略》是一部具有深远影响的名著，自元代迄今，其注释本几近100种，古注本中最早的为元代赵以德《金匮要略衍义》，最著名的为清代尤在泾《金匮要略心典》。其他古代著名注本、译本为：清代徐彬《金匮要略论注》、程林《金匮要略直解》、周扬俊《金匮玉函经二注》、沈明宗《金匮要略编注》、魏荔彤《金匮要略方论本义》、黄元御《金匮悬解》、吴谦等《订正金匮要略注》、陈修园《金匮要略浅注》、唐容川《金匮要略浅注补正》，以及现代之《金匮要略今释》（陆渊雷）、《金匮要略译释》（南京中医学院）、《金匮要略语译》（中医研究院）、《金匮要略提要便读》（何任）等。除上述国内注、译本外，还有有关此书的国外注本和研究性著作，如日本丹波元简《金匮玉函要略辑义》、丹波元坚《金匮玉函要略述义》等，反映了《金匮要略》在国际上的较大影响。

《金匮要略》刊本较多。现存最早为元刻本，另有多种明清刻本，其中又以《医统正脉》本、《四部丛刊》本较为著名，此外还有数种日刻本，中华人民共和国成立后有影印本、排印本等。

《脉经》

中国现存最早的一部系统论述脉学的专著。共10卷，晋代医家王叔和撰。历史上曾有多种《脉经》，如《素问·示从容论》提到："臣请诵《脉经》上下篇，其众多矣。"隋唐时期，黄公兴、秦承祖、康普思、王子颙、甄权、李勣等也曾著有《脉经》，但都已佚失。王叔和《脉经》选录《内经》《难经》《伤寒论》《金匮要略》及扁鹊、华佗等有关论说，阐析脉理、脉法，结合临床实际，将脉象归纳为浮、芤、洪、滑、数、促、弦、紧、沉、伏、革、实、微、涩、细、软、弱、虚、散、缓、迟、结、代、动 24 种，对每一脉象的性状及其主病都有明确叙述，并举相似之脉，分 8 组排列比较。又对一些部位脉象如寸、关、尺等的阴阳虚实变化，以及所主病证做了论述；列举 40 余种杂病的脉象；讨论诊脉时间、疾病将愈和难愈的脉候、百病死生之脉及季候变化所反映的不同脉象等。此书首次系统归纳 24 种脉象，初步肯定左手寸部脉主心与小肠、关部脉主肝与胆、右手寸部脉主肺与大肠、关部脉主脾与胃、两手尺部主肾与膀胱等寸关尺三部脉的定位诊断，为后世脉学的发展奠定了基础。但编排体例较混乱，选材或有不够严谨之处。北宋时，林亿等人对该书做了校订，更动了部分篇次和内容。商务印书馆、人民卫生出版社先后出版了排印本、影印本和校释本。六朝高阳生曾将本书要点重新整理，编为歌诀，题为《王叔和脉诀》。

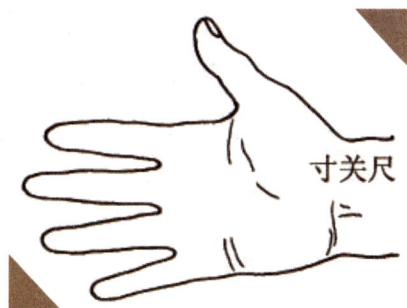

寸关尺部位图

《针灸甲乙经》

中国现存最早、内容较完整的针灸学著作。魏晋医学家皇甫谧著。原名《黄帝三部针灸甲乙经》，或简称《甲乙经》。今传本有 12 卷 128 篇。此书主要讨论有关针灸的医学理论及治病之法，原书 4 卷，各卷以天干之甲、乙、丙、丁等顺序命名，故名《针灸甲乙经》。全书系将《素问》《针经》(《灵枢》古名)和《明堂孔穴针灸治要》三书分类合编而成，主要论述脏腑经络、诊法、腧穴部位、针灸方法及禁忌、各类疾病的病因病理及症候、针灸治疗取穴等。该书对晋代以前

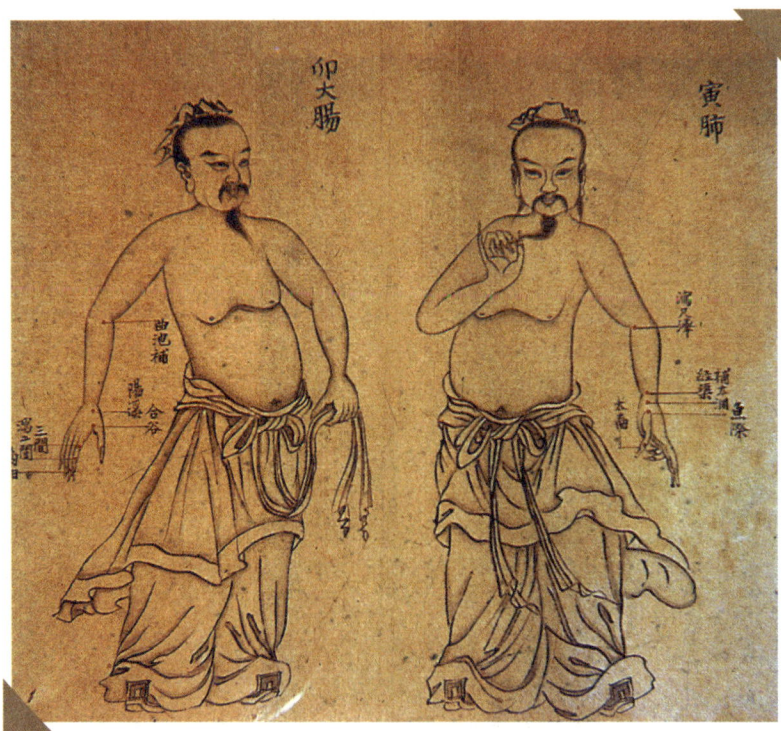

的针灸疗法进行了系统的归纳和整理，对后世针灸学的发展起了重要作用。由于该书保存了《内经》等古典医学著作的内容，因而也是研究《内经》古传本的重要文献。本书在中国唐代以及同期稍后的日本、朝鲜等国医事律令中均列为学医的必修教材。北宋时期校正医书局曾予以校勘并雕版印行于熙宁二年（1069），此即后世各种刊本的祖本。此书历代刊行 10 余次，现存较早者有明代吴勉学所刊《古今医统正脉全书》本。人民卫生出版社曾出版校勘注释本。

《诸病源候论》

中国最早论述以内科病为主，兼及各科病病因和证候的医著。又称《巢氏诸病源候总论》，简称《巢氏病源》。共 50 卷。隋代巢元方等编撰，或题吴景（景贤）。书成于隋大业六年（610）。巢元方生平不详，仅知其在大业（605～618）年间任太医博士。

本书总结了隋代以前的临床经验；内容十分丰富。共分 67 门，1729 条（候），每候一证，主要论述各种疾病的病因、病机和证候，不载治疗方药，多附导引方法。收载病证数量超过以前的医籍，分类较前人细致。所载病证以内科为多，除风病、虚劳、伤寒、温病、热病等"大病"外，尚包括消渴、脚气、黄疸、虫症等。风病载 29 种，妇科杂病载 140 多种，皮肤病载 40 多种，外科病中金创即载 23 种。本书以

《内经》的理论为基础，对证候描述详确，在病因方面有不少精辟见解。如提出某些传染性热病因外界"乖戾之气"所致，可"多相传易"，但可服药预防；疥疮中可用针挑去疥虫；寸白虫（绦虫）因食不熟牛肉所致；漆疮与个人"禀性"有关。在病因方面多次提到服石致病。对消渴、脚气、麻风等描写精确，又提到人工流产、肠吻合术和拔牙等手术。

该书在疾病分类方面做出重要贡献，对后世影响巨大，为后世许多医著直接或间接引用，宋代定为医生必读书及医科学生考试科目。现有版本 10 余种，人民卫生出版社影印清刊《周氏医学丛书》本（1955）流传最广。

《千金要方》

综合性临床医著。全称《备急千金要方》，简称《千金要方》或《千金方》。共 30 卷。唐代孙思邈约撰于永徽三年（652）。本书集唐代以前诊治经验之大成，对后世医家影响极大。孙思邈认为生命的价值贵于千金，而一个处方能救人于危殆，价值更当胜于此，因而用《千金要方》作为书名。明代后，有按《道藏》析为 93 卷者，内容相同。

唐初，由于社会安定，经济繁荣，科技文化发展迅速，医家乃有可能广泛总结前人经验著书立说。孙思邈集录东汉至唐初各家医论，治疗方剂，并将个人治疗经验融会其中，编成《千金要方》。该书第一卷为总论，内容包括医德、本草、制药等；再后则以临床各科辨证施治为主，计妇科 2 卷、儿科 1 卷、五官科 1 卷、内科 15 卷（内中 10 卷按脏腑分述）、外科 3 卷，另有解毒急救 2 卷、食治养生 2 卷、脉学 1 卷及针灸 2 卷。共计 233 门，方论 5300 首。

《千金要方》总结了唐代以前医学成就，书中首篇所列的《大医精诚》《大医习业》，是中医学伦理学的基础；其妇科、儿科专卷的论述，奠定了宋代妇科、儿科独立的基础；其治内科病提倡以脏腑寒热虚实为纲，与现代医学按系统分类有相似之处；其中将"飞尸鬼疰"（类似肺结核病）归入肺脏证治，提出霍乱因饮食而起，以及对附骨疽（骨关节结核）好发部位的描述、消渴（糖尿病）与痈疽关系的记载，均显示了相当高的认识水平；针灸孔穴主治的论述，为针灸治疗提供了准绳，阿是穴的选用、"同身寸"的提倡，对针灸取穴的准确性颇有帮助。因此，《千金要方》素为后世医学家所重视。

《千金要方》还流传至国外，产生了一定影响。日本丹波康赖《医心方》、朝鲜金礼蒙《医方类聚》和许浚《东医宝鉴》等书，均以《千金要方》为重要参考资料。日本还于 1974 年成立了"《千金要方》研究所"，可见本书影响之深远。自宋代至今，有中外翻刻本 30 余种，以日本江户医学影摹北宋刊本流行最广。

《千金翼方》

综合性临床医著。《千金要方》的姐妹篇。共 30 卷。由唐代孙思邈撰成于 682 年。作者以"羽翼交飞"之意，借喻与其前著《千金要方》相辅相成，故名《千金翼方》。其规模和体例大致与《千金要方》相近，但加强了药物学的介绍和增加了对《伤寒论》的论述。在前 4 卷药录和本草中强调运用地道药材，对野生品种的驯化及药物的采、种、炮制、保藏等也均有详述。作者晚年得见张仲景的《伤寒论》，乃在本书中设伤寒 2 卷，创"方证同条，比类相符"（将同一处方所

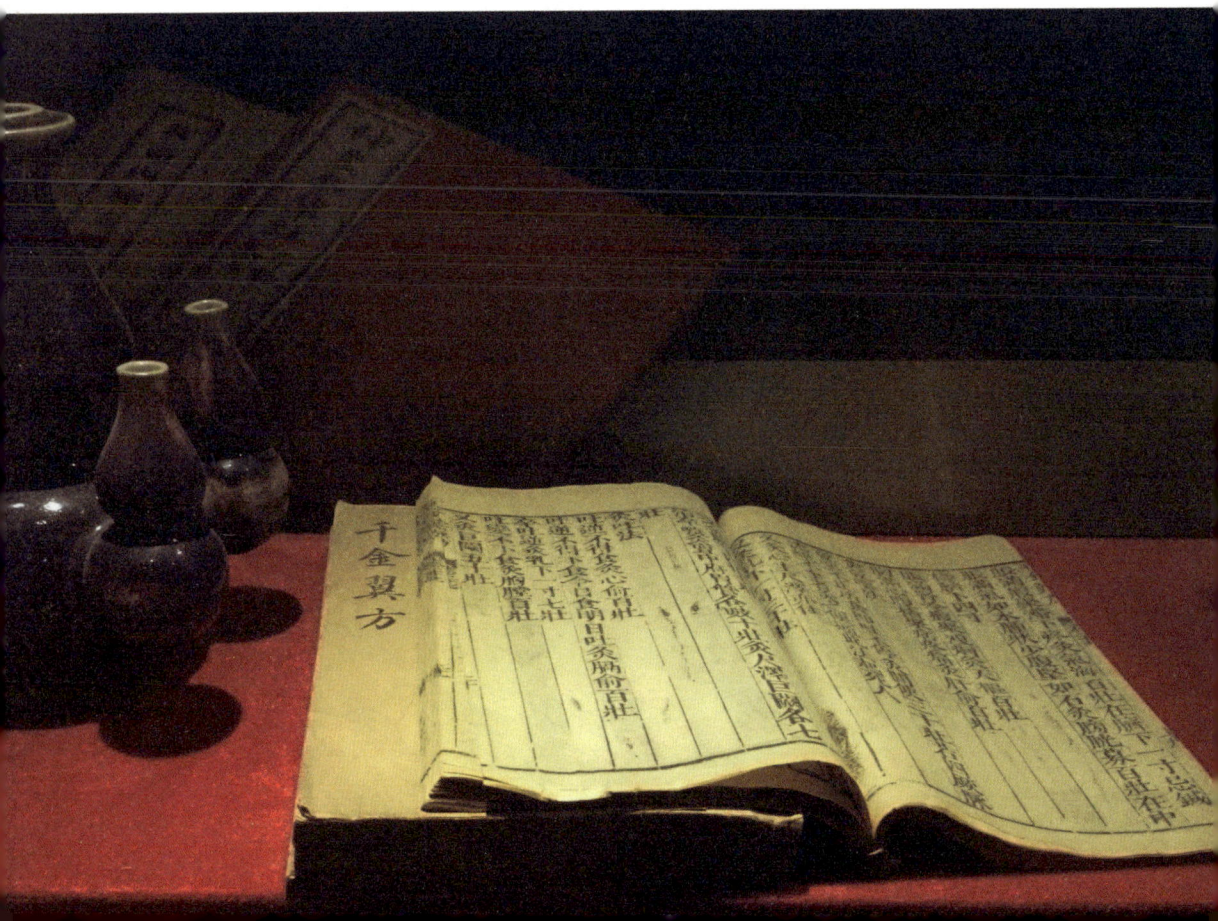

治各证集中于该方项下论述，本方之加减亦一并介绍）的论述方法，清代柯韵伯和徐大椿据此发展了以方名证，因方类证的探讨伤寒证治规律的方法。作者还指出，仲景治法不过3种，凡疗伤寒，不出之也。明代方有执、喻嘉言进而发挥为"三纲鼎立"之说。另一方面，本书中也有受限于时代和认识的内容。

《千金翼方》为后世医著及日本、朝鲜等多种医著所引用，在医学界影响深广。现存版本近20种，以日本江户医学影印大德梅溪刻本流传最广，1955年人民卫生出版社影印江户医学本。

《证类本草》

北宋药物学集大成之著。全称《经史证类备急本草》。共31卷60余万言。在广泛的文献辑录基础上，收药1748种。许多已散失的医方赖其得以留存。北宋唐慎微撰于元丰五年（1082）前后。唐慎微字审元，蜀州晋原（今四川崇州）人，后迁居成都行医，医术高明。他为士人治病，不要报酬，只求给他提供医药资料。《证类本草》中广博的资料就是用这种方法征集到的。

在此书以前，北宋政府已先后编修了《开宝本草》（《开宝新详定本草》和《开宝重订本草》）、《嘉祐补注神农本草》（简称《嘉祐本草》）及《本草图经》。其中《嘉祐本草》在

《开宝本草》基础上增补了50余种文献（其中本草16部）中的药物资料，取材精审；《本草图经》则反映了嘉祐年间全国药物大普查的丰硕成果。但此二书独立成书，不便检阅，于是唐慎微将其融合，又从240余种医药及经史百家书中补充摘引了大量药物资料，使《证类本草》囊括了北宋以前主要本草的精华。《雷公炮炙论》《食疗本草》《本草拾遗》等重要药学著作中的许多内容被保存在《证类本草》中。另从80余种方书中引录了方剂数千首，其中包括不少今已失传的医方书。

该书较《嘉祐本草》和《本草图经》多载药527种，使全书总药数达到1748种。卷一、二为"序例"，收载了前代重要本草的序文和总论部分，卷三至二十九为各论，将药物分为玉石、草、木等十部，每部又分上、中、下三品，全书附药图933幅。卷三十为"有名未用"类，即古本所载但后世不详其用途者。卷三十一为《本草图经》中的"外草类"及"外本蔓类"。增补的药物主要来源于唐及五代几部本草，为北宋开宝、嘉祐年间两次官修本草未入选者，疗效好的甚少，但仍可据此了解药物发展的概况而有一定文献价值。全书内容广泛，尤其是炮炙和附方两部分内容大大充实。本书行文层次分明、先后有序，对资料出处均详加标注，因此由本书可以清晰看出宋以前主要本草层层增补的发展脉络。

今存的《证类本草》有两个主要的版本系统：一是源于

大观二年（1108）初刊的《经史证类大观本草》（简称《大观本草》），另一是源于政和六年（1116）医官曹孝忠奉诏校正的《政和新修经史证类备用本草》（简称《政和本草》）。这两个系统的版本有 40 余种，主要内容相同，但文字、药序、药图仍有不少差异。今易得且较好的版本是人民卫生出版社1957 年影印的元代张存惠晦明轩《重修政和经史类备用本草》，该书还包含有宋代寇宗奭《本草衍义》的全部内容。

《和剂局方》

宋代官修方书。全称《太平惠民和剂局方》。宋神宗元丰（1078～1085）年间已有惠民局之设，专司民间医药，并诏医中高手进献秘方。至徽宗（1102～1106）年间增至七局，汇集名方，拟定制剂规范，称《和剂局方》。大观（1107～1110）时，医官陈承、裴宗元、陈师文奉命校正，厘为 5 卷，21 门，收 297 方。南宋绍兴十八年（1148），药局改称太平惠民局，因此，《和剂局方》也改称《太平惠民和剂局方》，其后又陆续增添绍兴、

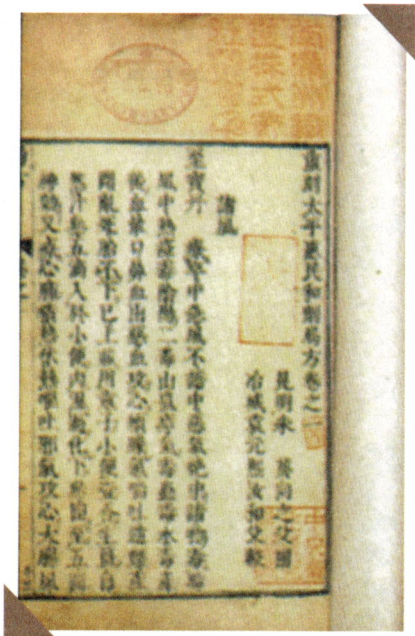

《和剂局方》

105

宝庆、淳祐年间等有效验方，改为10卷，分诸风、伤寒、痰饮、诸虚等14门，共788方。继有人将南宋太医助教许洪《指南总论》3卷附入，专论药物炮炙和修治。

该书包括名方很多，诸如至宝丹、牛黄清心丸、妇科逍遥散、失笑散、胶艾汤、儿科肥儿丸等，自北宋末至元代的200年中，民众应用很广。清代《四库全书总目》称此书盛行于宋元之间，至丹溪《局方发挥》出，而医学始一变也。

《小儿药证直诀》

中医儿科的奠基之作。又名《小儿药证真诀》或《钱氏小儿药证直诀》。此书全面论述了小儿的生理病理特点及临床证治，其脏腑辨证及所创新方对后世影响很大。作者钱乙（约1032～1113），字仲阳，郓（今山东东平）人。家传医学，精通本草诸书，用方不拘泥于古法，以擅治儿科病闻名。曾因治愈长公主之女的疾病和皇子的瘛疭，先后被授以翰林医学及太医丞之职。他治疗儿科病的心得治验，经门人阎孝忠整理而成《小儿药证直诀》（约1114）。此书共3卷，上卷为脉证治法，论述小儿脉法、变蒸、五脏所主、五脏病等共81篇；中卷记钱氏医案23例；下卷载儿科常用方120余首。指出小儿生理特点为"脏腑柔弱""五脏六腑，成而未全，全而未壮"；病理特点为"易虚易实，易寒易热"。因此，在治疗上力戒峻攻和蛮补，强调维护正气，特别是先天之本（肾）

和后天之本（脾）的调养。钱氏认为小儿难以主诉病痛，脉诊又难作凭据，故尤重望诊。他根据多年经验，总结出"面上证"和"目内证"两种望诊法，通过审视小儿面部及目睛色泽来判断疾病。又用前人脏腑证候分类的方法，来辨治小儿病证。辨治要点是用风、惊、困、喘、虚来归纳肝、心、脾、肺、肾五脏的主要证候特点。书中记述了天花、麻疹、水痘的鉴别方法。钱氏所创六味地黄丸、泻白散、导赤散等，至今还广泛用于临床各科。其中六味地黄丸成为滋肾阴的名方。此书对儿科学术的发展影响深远，被誉为"幼科之鼻祖"（《四库全书提要》），对整个中医辨证论治体系亦有很大贡献。现有多种版本，如明代薛己注本，清代康熙年间起秀堂仿宋刻本、乾隆年间武英殿聚珍本、光绪年间周学海重校刊本和丛书集成本等。1955年人民卫生出版社影印出版周学海重校刊本。

《妇人良方大全》

中国现存最早、具有系统性的妇产科专著。又名《妇人大全良方》，简称《妇人良方》。共24卷。宋代陈自明著。成书于嘉熙元年（1237）。作者鉴于前人虽有妇产科著述，但纲领散漫，而所选病症又不够齐备，影响专科医生进一步深入提高。为了达到"纲领节目，灿然可观……随索随见，随试随愈"，更切于临证实际需求，陈氏博览群书，搜集并辑取宋以前有关妇产科著作之学术理论与经验效方，力求在前人基础上"补其偏而会其全，聚于散而敛于约"。

原书分为八门，其顺序为调经、众疾、求嗣、胎教、妊娠、坐月、产难、产后。每门分列若干篇论，总计约 266 论，论后介绍方药主治（共 1118 方），"论"和"方"的收选，大多"采摭诸家之善，附以家传经验方"。陈氏论述诸病，着重概括受病之由，阐述症候特色，并能将辨病论治和辨证论治相结合。书中附有作者医案，可供临床借鉴参考。此书选方不以贵贱分，突出一个"效"字，还注意吸取一些民间验方与中草药的治疗经验，进一步加强此书的实用价值。

《妇人良方》流传很广，并有一定的国际影响。历代版本较多，国内所见有 30 余种（包括日本国刻本数种），其中保持原著面貌的版本则以元代勤有书堂刊本（约刊于 1271～1368）为代表。第二类版本是在原著内容基础上有所补充者，如明代熊宗立整理本（刊于正统五年，名"正统本"）中标明"补遗"者，即熊氏所增。第三类版本系将原著大量删节，另外增补内容编成者，如明代薛己《校注妇人良方》将陈氏原著大幅度删增，补入一些方剂和个人医案。对后世亦有深广的影响。

《妇人良方》是古代有代表性的妇产科著作，明清时期的妇产科专著，大多参阅选辑此书内容。但原书也存在一些封建唯心的观点，如坐月门中之"禁草法""禁水法""催生灵符"等。须予分析批判地对待。本书已出版排印本、校释本和点校本。

《洗冤集录》

中国现存最早的法医学著作。又名《宋提刑洗冤集》，简称《洗冤录》。宋代法医学家宋慈撰于淳祐七年（1247）。宋慈长期担当刑狱之职，十分重视检验工作。在长期实践中积累了丰富的经验，在发掘《内恕录》等法医精华基础上，结合自身体会，编成此书。书中比较系统地总结了法医学尸体检验、现场勘查、鉴定死亡原因、急救措施以及法医有关解剖、生理、病理、正骨及外科手术方面的成就，多数方法符合现代科学原理。此书是中国现存第一部系统的司法检验专书，也是世界较早的法医学著作。曾被译成朝、日、英、德、法、荷等国文字，在国内外都有巨大影响。中华人民共和国成立后，群众出版社、上海科技出版社等多家出版社出有铅印本。

《名医类案》

中国最早的按病证汇编的医案著作。明代江瓘撰于嘉靖二十八年（1549），首刊于万历十八年（1590）。江瓘（1503～1565），字民莹，号筦南，安徽歙县人。以毕生精力编纂《名医类案》一书，选录上自扁鹊、淳于意，下迄嘉靖年间经、史、子、集所载历代名医验案及家藏秘验，历时20年，始得成书，然后未等到刊行就死了。其子应元、应宿加以补遗并附江氏父子医案于其中。本书搜集医案 5000 余例，约 33 万言，按内、妇、儿、外、五官科顺序分为 205 门证候，以证名为目，便于检阅。所载病案多有姓名、性别、年龄、证候、诊断、方药等项，资料较为完整。不少医案后有编者按语，提示本案关键所在，便于后学者提挈要领。该书的编排方法对后世的医案研究整理也有影响，清代魏之琇《续名医类案》、俞震《占今医案按》等皆仿该书体例。1591年以来已刊行 20 余次。清代乾隆（1736 ～ 1795）年间魏之琇点校正误、新安鲍延博重刊的知不足斋本质量较好，1957年、1982 年人民卫生出版社曾两次影印发行，流传较广。

《本草纲目》

中国古代药学史上部头最大、内容最丰富的药学巨著。明代李时珍撰成于万历六年（1578）。共 52 卷，收药达 1892种，方剂万余首，约 190 万字，以《证类本草》为资料主体增删考订而成的。

自《证类本草》问世以来的 500 余年间，又积累了大量用药经验，产生了许多药学著作，需要加以汇集总结。《证类本草》粗略的分类系统和以时代分层式的编写体例已难以适应归类、检索众多药物的需要。李时珍的《本草纲目》出色

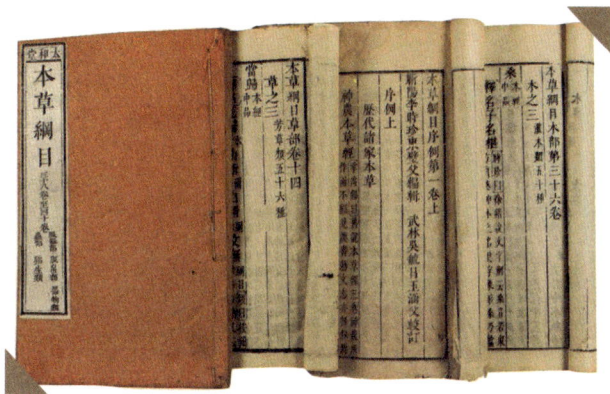

《本草纲目》

地解决了以上问题，他充分汲取了历代本草的编纂经验，在保留标注引文出处的优良传统基础上，对古本草的旧分类法进行变革，采用了"不分三品，惟逐各部；物以类聚，目随纲举"的多级分类法。全书药物以十六部为纲，六十类为目。各部又按"从微至巨""从贱至贵"为序排列。每一药物以正名为纲，附品为目，"标名为纲，列事为目"，形成了该书独特的纲目体系。这一富有创造性的体例不仅方便检索，更重要的是建立了较先进的药物分类系统。

受陈藏器《本草拾遗》的影响，李时珍确定了该书收载药物"不厌详悉""虽冷僻不可遗"的原则。因此《本草纲目》从800余家文献中广泛搜集药物资料，补充了药品374种，极大地丰富了中药学的内容，完成了明代药物集大成的历史任务。与《证类本草》不同的是，该书并不局限于汇集资料，特别注重反映作者个人的新见解。尤其是在药物品种考订方面成果累累。受儒家格物穷理及金元时张元素、李东垣医学思想的影响，该书在药学理论的系统归纳和探讨方面也有颇多建树。

该书药品众多，取材广博，因此其中也包含了相当丰富的自然科学（动、植、矿物学、化学等）知识。据考证，英国生物学家达尔文在讨论鸡的变异、金鱼的育种家化时均引用了《本草纲目》的资料，并称它为"古代中国的百科全书"。

《本草纲目》约初刊于万历二十一年（1593，金陵胡承龙刻本），成为明末以后许多药学著作的资料源泉，产生了近百种后续性本草学著作，如《本草纲目拾遗》《本草原始》等。该书至今已翻印80余次，并向东传至日本，对日本的药学、植物学发展起了很大的推动作用。人民卫生出版社于1977～1981年出版了刘衡如校点本，是目前易得且精确的排印本。《本草纲目》有英、德、俄、法等多种文字的节译本。

《针灸大成》

针灸学集大成之名著。共10卷。明代杨继洲撰，靳贤校正，首刊于明万历二十九年（1601）。杨继洲，名济时，三衢（今浙江衢州）人。明嘉靖至万历年间，任太医院医官，行医40余年，尤精于针灸。曾以家传验方，融会诸家针灸著作，并参以个人经验，撰成《卫生针灸玄机秘要》3卷。万历年间，治愈山西监察御史赵文炳痿痹之疾。赵氏得阅《玄机秘要》，拟为之付印。然继洲以诸家未备，复广求群书，采集有关针灸之法，并附以供太医院考绘而用之铜人明堂图，编著为《针灸大成》。晋阳人靳贤受赵氏之托，曾为之选集校正。

本书广泛辑录前人与针灸有关的论述，考证了穴位、经络，详细介绍了临床辨证取穴，附有个人针灸医案，又载录了陈氏《小儿按摩经》。本书取材广博，考证穴位较详，所列病种较多，并有作者临证医案之记录，因而成为明以后学习针灸学的重要参考文献。书中附图多幅。缺点是编次较乱，选材有欠精妥之处。

现存版本 50 余种。通行的为 10 卷本，另外，1737 年章廷珪的木刻 12 卷本，乃是将坊刻《铜人针灸经》与《西方子明堂灸经》二书合称《铜人腧穴》而附刊于书末而成。现存最早为明万历二十九年刻本，1963 年人民卫生出版社出版有 10 卷本的排印本。

《外科大成》

中医外科著作。共 4 卷。清代医家祁坤撰成于康熙四年（1665）。祁坤，字广生，号愧庵。山阴（今浙江绍兴）人。以医闻名于当时，曾任太医院院判等职，尤擅长外科。祁坤有感于当时外科之书博而寡要，或隐而未备，因此对外科技术潜心钻研，对外科著作精简挈要，特别是任职太医院时，多有体验。日积月累，复取诸书折衷，撰成此书。此书卷一总论痈疽等病证的诊断、治法及常用方药，卷二、卷三分论人体各部位各种外科疾病的证治与验案，卷四为不分部位的大毒、小疵及小儿疮毒证治。此书在外科辨证和治法方面详尽全面，对后世影响较大。清代官修医书《医宗金鉴》的外科部分即以此为蓝本。此书有清康熙四年崇文堂首刊本，1957年上海卫生出版社排印本。

《医宗金鉴》

清代乾隆（1739～1742）年间由政府组织编纂的大型医学丛书，为同类书籍中最为完备、简明、实用者。共90卷。由太医院院判吴谦、刘裕铎任总修官，从太医院医官中择选精通医学兼通文理者36人参加纂修。除调集宫廷内医学藏书外，并征集了全国各地新旧医书、家藏秘书及世传经验良方。全书的编纂方法，系辑自《内经》以降至清代诸家医书，"分门聚类，删其驳杂，采其精粹，发其余蕴，补其未备"。共分15部，有《订正仲景全书伤寒论注》《订正金匮要略注》《删补名医方论》《四诊心法要诀》《运气要诀》《伤寒心法要诀》《杂病心法要诀》《妇科心法要诀》《幼科心法要诀》《痘疹心法要诀》《种痘心法要旨》《外科心法要诀》《眼科心法要诀》《刺灸心法要诀》及《正骨心法要旨》，其中前两部系据历代20余位注家的著述，对原文逐条订正错讹，详加注释，并汇集诸家注文，"取其精确实有发明者"。每书将订正及存疑条目汇为"正误""存疑"二节，附于书后。《删补名医方论》精选自汉至明200多首医方，每方方论结合，详述病源、病证、方解及药味加减，并汇集明、清著名医家吴谦、李中梓、柯韵伯、汪昂等有关论述。《四诊心法要诀》采辑《内经》有关望、闻、问、切四诊内容，合以《崔嘉彦脉诀》编成。《运气要诀》将散见《内经》诸篇的有关内容汇为一编，编成歌诀，并附图说明。各科"心法要诀"是本书最切实用、最为后世重视的部分。采用歌诀体裁，通俗扼要地讲述各科疾病的辨证治疗。《四库全书总目》谓其："有图有说有歌诀，俾学者既易考求，又便诵习。"全书内容丰富，注重实用，易学易记，清代定为医学教科书。现有初刻本及多种清代刻本、《四库全书》本等。人民卫生出版社 1956 年有影印本，1979年有点校排印本。

《吴医汇讲》

医史界普遍认为，第一份中医学术刊物为清代乾嘉年间，由江苏医家唐大烈编辑的《吴医汇讲》。该刊发行近 10 年（1792～1801），每年一卷，每卷刊载约 10 篇有关中医学术的文章，内容丰富，有理论探讨、专题论述、验方交流，以及考据与书评等，作者多为江浙一带医家。

《中国医学大辞典》

中医工具书。由医家谢观编纂，成书于 1921 年。近代以来，西学东渐，中医学受到西医的冲击。谢观认为，中医学光明灿烂，古今医籍汗牛充栋，或奥质而难明，或讹夺而莫正。故学医者多，通才者少，致使中医学遭人误解。作者任上海中医学校校长时，即有志补偏救弊，并认为举要删繁，莫如辞典。于是组织学校师生互相考校，凡中医古籍所载，无论为人体生理、病名、证候，以及治疗之法、方药之名，旁逮医书之内容、医家之事迹，无不条分缕析，博罗散佚。费时六七年，搜罗医书 3000 余种，编写 7 万余条目、300 余万字。所搜罗名词，以中国原有医书所载者为限，所辑名词分为病名、药名、方名、身体、医家、医书、医学七大类。

近百余年来，颇受中国医药界人士之欢迎，多次翻印。通行本为 1921 年商务印书馆铅印本，中华人民共和国成立后

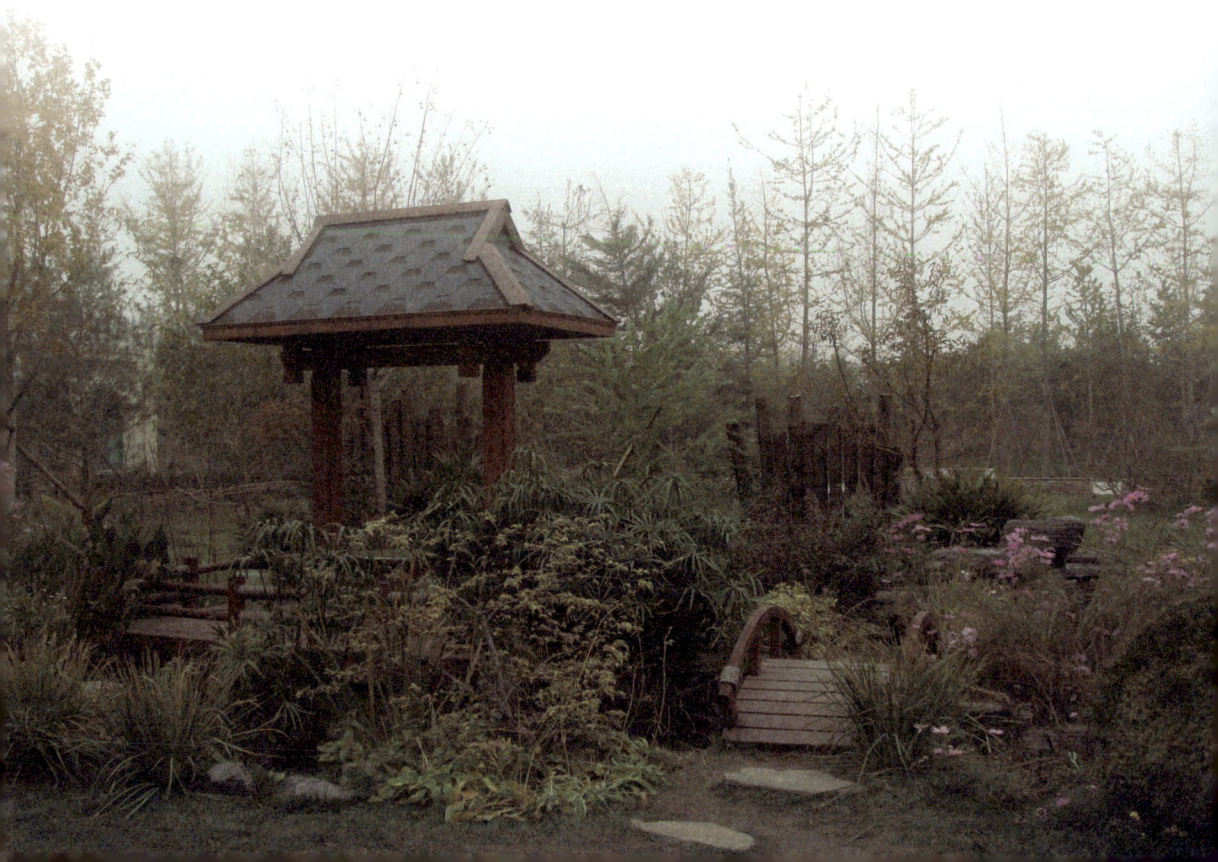

有多种排印本出版。

《饮膳正要》

中国著名论述饮食营养的医著。共 3 卷，元代蒙古族医家忽思慧等撰，天历三年（1330）成书。

该书介绍元代宫廷的饮食宜忌及食疗方法。忽思慧兼通蒙汉 2 种医学，曾任宫廷饮膳太医（1314 ～ 1320），负责宫廷饮食保健。该书结合部分医学理论，记录了多种元代宫廷膳食，食品来源包括汉（主要北方）、蒙及突厥、阿拉伯、波斯等地。卷一记述了养生避忌、妊娠食忌、乳母食忌，饮酒避忌等；在"聚珍异馔"中收载进献膳食方 94 首，系选用珍贵食物制作的汤、粉、面、羹、粥、饼等，据称有补益强壮作用。卷二为诸般汤煎、诸水、神仙服食方、四时所宜、五味偏走、食疗诸病、服药食忌、食物利害、食物相反、食物中毒、禽兽变异；其中"诸般汤煎"收录荔枝、乌梅、樱桃、石榴、茶、五味、紫苏叶、木瓜、山药等，草药调制的饮料方 56 首，这种配制饮料的方法是元代风行南北的药用形式；在"食疗诸病"项下，收载食疗方 61 首，每方详述调制方法及主治诸病。卷三分米谷品、兽品、禽品、鱼品、果品、菜品、料物 7 类，分述 230 余种食物药的性味、功能及主治。该书保存了大量元代宫廷饮食资料及一些现已遗失的古代医书有关内容。该书现有明经厂刊本和人民卫生出版社点校本。

《察病指南》

诊断学著作。共 3 卷，南宋医家施发撰，成书于宋淳祐元年（1241）。

施发（1190～?），字政卿，号桂堂，南宋医学家，永嘉（今浙江永嘉县）人。施发早年攻读举子业，后弃举业而专攻医道，尤其专心诊法，博览《灵枢》《素问》《太素》《难经》《针灸甲乙经》及诸家方书、脉书，参考互观，并择取其中论述明白易懂、试用有效验的内容，分类集成本书。

《察病指南》卷上总论脉法，包括脉象三部诊法及与脏腑配属关系，平脉、病脉、辨三因、定生死脉诀等；卷中辨七表（浮、孔、滑、实、弦、紧、洪）、八里（微、沉、缓、涩、迟、伏、濡、弱）、九道（长、短、虚、促、结、代、牢、动、细）、七死脉及诊七表相乘脉法；卷下叙述伤寒、温病、热病、水病、消渴、泄泻、下痢、肠癖、咳嗽等 21 类病证的生死脉法，以及妇人病脉、胎脉、小儿诸病脉法。全书内容以脉诊为主，参以听声、察色、考味等诊法，内容详细，通俗易懂。施发对古代医著中言理不甚明了之处，均附以自己的理解以阐发说明。施发论脉的重点在于生死脉象，为后世医家所重视。

本书是现存较早的诊法专著，亦为难得一见的脉学著作，对后世脉学发展有一定影响。现存版本主要有日本正保三年

（1646）中野小左卫门刻本、日本庆安二年己丑（1649）刻本，年代不详的抄本，1925 年、1932 年、1949 年中华新教育社石印本。

《温热论》

温病学著作。共 1 卷，成书于清乾隆十一年（1746）。

该书相传为叶天士游洞庭山时，弟子顾景文随于舟中，将其口授之语笔录而成。此书有 2 种传本：一是华岫云将其载入《临证指南医案》，名为《叶天士温热论》；二是唐大烈将其编入《吴医汇讲》卷一，名为《温证论治》。后世医家章虚谷从唐本又将其编入《医门棒喝》，并对原文进行注释。王孟英则将其收入《温热经纬》中，改篇名为《叶香岩外感温热篇》，除收录章氏等人注解外，又加了按语。

本书重点揭示了外感温热病的一般传变规律，创立温病卫气营血辨证论治体系，成为中医诊断外感热病及传染性疾病的纲领。书中高度概括温病感邪的途径为"温邪上受，首先犯肺，逆传心包"，提出"卫之后方言气，营之后方言血"的传变层次和规律，并据此提出"在卫汗之可也，到气才可清气，入营犹可透热转气，入血就恐耗血动血，直须凉血散血"的治疗大法。关于温病诊断，提出察舌、验齿、辨斑疹白㾦等独到见解。叶天士提出"通阳不在温，而在利小便"的治疗湿热原则，对后世影响极大。现存主要版本为清道光九年（1829）卫生堂刻本等。

《口齿类要》

中国现存清代以前唯一的以口齿病证为主、兼及五官疾病的医著。共1卷，明代薛己撰于嘉靖八年（1529）。

该书在治疗口齿病证方面多介绍内服药物的辨证论治。全书共分12门，以辨证论治原则记述口、齿、唇、舌、喉等，包括茧唇、口疮、齿痛、口舌肿痛、喉痹、喉痛、骨鲠、误吞水蛭、诸虫入耳、蛇入七窍、虫咬伤、男女体气（即腋臭）等病症的病因、证候和治疗。多数病证附有验案。卷末列处方70首，所有方药亦为内服药物。该书收入《薛氏医案》，有单行本及日本刻本。人民卫生出版社已出版排印本。

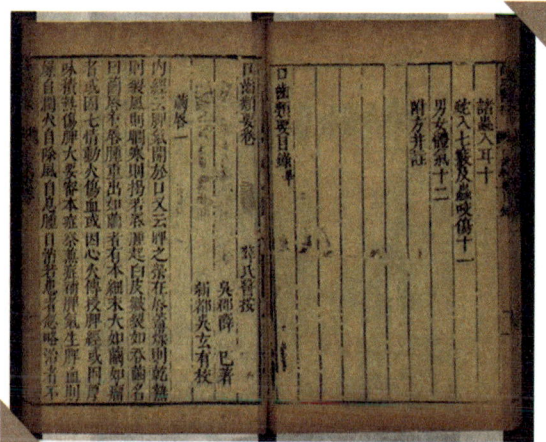

《口齿类要》

《敖氏伤寒金镜录》

中国现存第一部舌诊专著。共1卷，元代敖氏著，成书于元至正元年（1341），杜本增补。又称《伤寒舌诊》《外伤金镜录》。

敖氏姓名生平不详。杜本，字伯原、原父，号清碧，元至正（1341～1368）年间官学士。《敖氏伤寒金镜录》原书有辨舌十二法，杜本增补为三十六法，并附三十六图，列述方治。经明代薛己润色刊行，收入《薛氏医案》，始得以流传于世。

该书收录 36 种舌象，有白苔舌、将瘟舌、中焙舌、生斑舌、红星舌、黑光舌、黑圈舌、火裂舌、虫碎舌、里黑舌、厥阴舌等，每种均附舌像图，其中舌苔图 24 幅、舌质图 4 幅、舌苔与舌质兼及 8 幅，各图均附文字说明。书中收载苔色有白、黄、灰、黑，苔质有滑润、燥干、刺裂等；舌色有淡红、红、纯红、青等，舌质有红刺、红星、裂纹等。全书结合脉象和证候寒热虚实，列述伤寒外感热病治法和方药，其中很多经验在临床具有重要实用价值，历代医家均给予较高评价。

《敖氏伤寒金镜录》为舌诊的开山之作，以论舌质、舌苔主病为要，并附图帧和证治方药，奠定舌诊基础，在临床实用方面具有独特价值，受到历代医家重视。

该书现存主要版本有明嘉靖三十五年丙辰（1556）刻本、明嘉靖三十八年己未（1559）马崇儒刻本、清康熙刻本、清乾隆二十九年甲申（1764）钱塘王氏刻《医林指月》本、清嘉庆四年己未（1799）历城杨氏刻《遵生集要》本、清道光十五年乙未（1835）宏道堂刻本、清道光十五年乙未（1835）两仪堂刻本、清咸丰六年丙辰（1856）刻本、清光绪二十二年丙申（1896）刻《医林指月》本、清光绪刻本，《薛氏医案》本、《摄生众妙方》转录本，明初抄本。

《诊家枢要》

脉学著作。共1卷，元代滑寿撰，约成书于至正十九年（1359）。

滑寿（约1304～1386），字伯仁，晚号撄宁生，元末明初著名医学家，精于脉学，具有丰富的临床经验。他认为"百家者流，莫大于医，医莫先于脉"，故总结元以前诸家脉学成果，结合自己临证诊脉心得体会，撰成此书。

该书内容包括脉象大旨、左右手配脏腑部位、五脏平脉、四时平脉、呼吸浮沉定五脏脉、三部所主、诊脉之道、脉阴阳类成、妇人脉法、小儿脉、诊家宗法11部分。滑寿所论的持脉要领及辨脉之法，颇有独到见解，其所归纳的举、按、寻3种切脉方法，为后世医家所沿用。在脉阴阳类成中，滑氏分析了浮、沉、迟、数、虚、实、洪、微、弦、缓、滑、涩、长、短、大、小、紧、弱、动、伏、促、结、芤、革、濡、牢、疾、细、代、散30种脉象及所主病证，继而论述了妇人及小儿脉法。此书内容充实，简明扼要，从介绍各种脉法及其原理到切脉诊断具体操作，类分条析，言简意赅，对学习和研究脉学都具有实用价值。

此书有清周学海评注本，收入《周氏医学丛书》中。卷后附录"诸病条辨"（出自程文囿《医述》）及"持脉总论"（出自李中梓《士材三书》），以补充滑寿书之不全。

《诊家枢要》现存版本主要有明弘治十七年甲子（1504）古绛韩重刻本、清光绪二十四年戊戌（1898）池阳周学海刻本、《明医指掌》《药性赋》《药性解》合刻本、《卫生纂要》本、《周氏医学丛书》本、《中西医学丛书》本、《脉理存真》本、《医学十种》本。

《普济方》

中国现存规模最大的医方著作。原作有 168 卷，《四库全书》本改编为 426 卷。由明成祖朱棣主持，滕硕、刘醇等编于永乐四年（1406）。

该书广泛搜集明初以前历代医籍中的方剂，并兼收笔记杂说及道藏、佛书中的有关资料，以汇辑伤寒、杂病、妇科、儿科等各科医方为主，旁及方脉、药性、运气、针灸、本草。共收医论 1960 则，方剂 61739 首，附图 239 幅。

全书大致可分为七大部分：①方脉、运气总论。②脏腑身形。③诸疾，包括诸风、伤寒、时气、热病、咳嗽、喘、痰饮、积聚，以及诸毒、杂治、食治、乳石、服饵、符禁等。④诸疮肿，分为疮肿、痈疽、瘰疬、瘿瘤、痔漏、金疮、刺疮、虫兽伤、折伤、膏药等。⑤妇人，汇辑妇科经、带、胎、产四类病证医方。⑥婴孩，包括儿科诊治。⑦针灸，包括针灸总论、经络腧穴及各种病候的取穴。此外还附"本草药品畏恶"和"本草药性异名"。该书编于明初，旧籍多存，所引方书有 150 余种，其中不少现已亡佚，因此书中保存了极为丰富的医方资料。由于搜罗务广，书中不免有重复、抵牾之处。因卷帙浩繁，久未重刊，故流传不广。1959 年，人民卫生出版社据四库抄本排印。1986 年，中医古籍出版社据文渊阁本《四库全书》影印。

《湿热条辨》

温病学著作。共 1 卷，清代薛雪撰。约成书于 18 世纪中叶。

该书早期见于徐行的《医学蒙求》、舒松摩重刻《医师秘笈》，凡 35 条，后收入王孟英的《温热经纬》，改称《湿热病篇》，增为 46 条。该书重点叙述湿热病的传变规律及其辨治原则，分条辨析证治，故名。

该书以条文形式，论述湿热病的病因、感受途径、发病特点、证治分类、治则方药等，并于书末分析湿热所致痉、厥、疟、痢等病的辨治，提出："湿热之邪从表伤者，十之一二，由口鼻入者，十之八九。"认为湿热病邪侵犯人体，除了大部分从口鼻而入外，还有少部分可从皮毛侵入。这一观点，与吴又可、叶天士之"温邪上受"，只强调从口鼻而入者不同。全书立论严谨，对湿热病证的理论认识和辨证治疗产生了深远影响。

该书现存主要版本有徐行《医学蒙求》清嘉庆十四年（1809）刻本、舒松摩重刻《医师秘笈》清嘉庆十七年（1812）刻本、王孟英《温热经纬》清同治二年（1863）刻本等。

医案

中医诊治疾病过程的记录，后发展为中医著作的一种类型。西汉医家淳于意的"诊籍"是现知最早的医案。《史记》转载了其中的 25 位患者的姓名、里籍、职业、病证，以及有关的诊断、处方用药和转归。此后唐代孙思邈《千金要方》等许多医方书中常夹带记载治疗案例。医案便于总结临床经验，启迪思路，所谓"医之有案，如奕者之谱，可按而复也"（清代俞震《古今医案按》）。因此，将医案汇集成书，就成

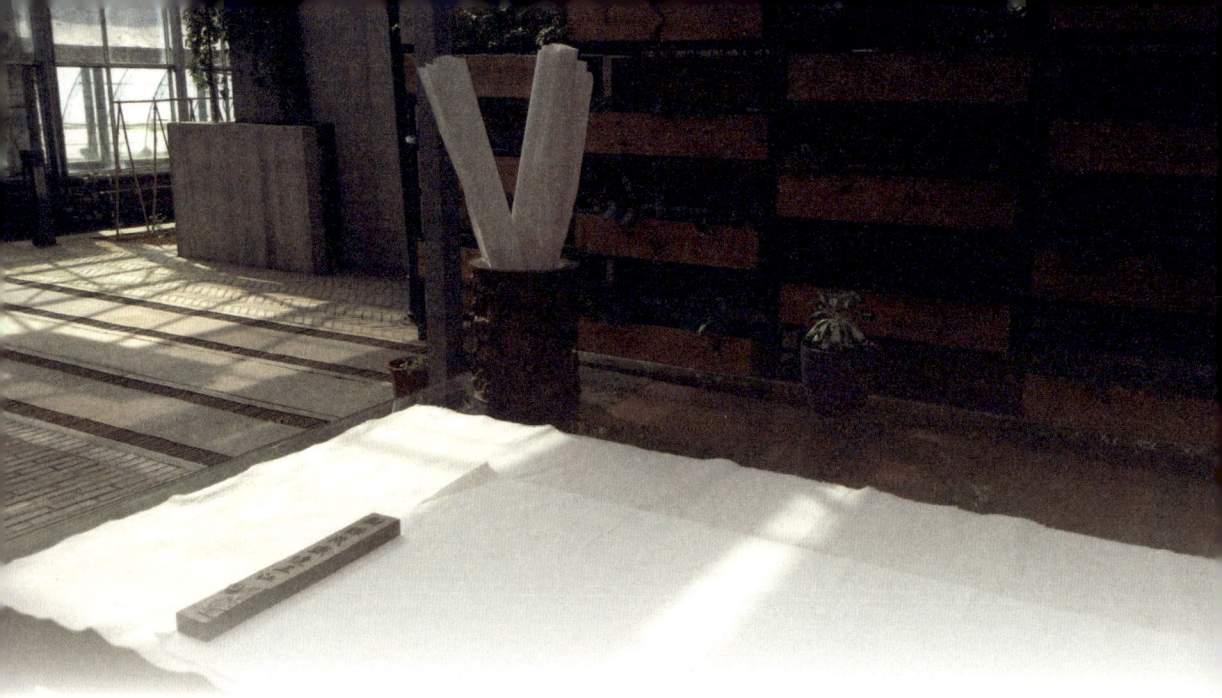

了中医文献中颇有特色的一类著作。现一般认为宋代许叔微《伤寒九十论》为现存最早的医案专著。明清以后，医案著作越来越多。

按作者来分，医案有独家医案和诸家医案合编两大类。独家医案著名的有明代汪机《石山医案》、明末清初喻嘉言《寓意草》、清代叶天士《临证医案指南》、吴鞠通《吴鞠通医案》、近现代的《丁甘仁医案》《蒲辅周医案》等。荟萃诸家医案的代表作则有明代江瓘《名医类案》、清代魏之琇《续名医类案》、柳宝诒《柳选四家医案》、俞震《古今医案按》之类。此外，还有按时代编集之医案，如《宋元明清名医类案》（徐衡之等）、《清代名医医案菁华》（秦伯未）、中华民国时期的《全国名医验案类编》（何廉臣）、《现代名中医类案选》（余瀛鳌等）。

中医医案的写法不一，或繁或简，风格各异。好的医案应该融合理、法、方、药于一体，反映辨证论治全过程。医案要求记录患者的病史、症状、脉象、舌象等，探求疾病发生的内在机理，并据此立法、处方、用药。医案虽不求有症必录，但须突出有辨证意义的主症。有些古代医案每例仅寥寥数语，如清代叶天士《临证指南医案》，但却能画龙点睛，如实反映治疗过程和思路。也有些医案系追忆而成，并加评述，其特点是能展示整个治疗过程中的关键部分和治疗心得。如喻嘉言《寓意草》，就非原始病历，而是用追忆法写成，每例洋洋洒洒，夹叙夹议。此类型的医案又兼有医话（医学随笔）的性质。近现中医医案逐步汲取西医病历的长处，日趋规范化，但仍保持理、法、方、药齐备的特色，发挥着及时总结交流现代中医临证经验的积极作用。

医话

医家以笔记、短文、随笔等形式，阐述其临床心得体会以及其他问题的著述，是中医学著作的重要组成部分。医话与其他医著不同之处在于形式活泼，体裁不拘；内容丰富，无医不话；言而有据，俱出心裁；医文兼通，文字流畅。中国现在最早的医话著作当推宋代张杲的《医说》，该书广泛收集南宋以前中国文史著作中有关医药的内容及个人经历或耳闻之医事分类编排。不少其他医话内容可散见于文人小说笔记中。元明间，俞弁《续医说》、黄承吴《折肱漫录》、冯时可《上池杂说》等影响较大。清末民初，涌现出一大批医话著作，有代表性的如魏之琇《柳州医话》、计楠《客尘医话》、王孟英《潜斋医话》和《归砚录》、陆定国《冷庐医话》、赵晴初《存存斋医话稿》等，数量多、质量高。医话的特点是内容广博，涉及考订历代医事制度、评述医家人物、搜采佚文佚事、发挥诸家理论等。